La revolución emocional

La revolución emocional

¡Todos necesitamos lo mismo para sentirnos bien!

Inma Puig

conecta

Papel certificado por el Forest Stewardship Council®

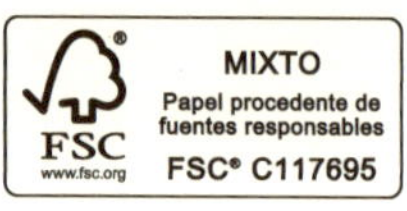

Primera edición: febrero de 2019

Travessera de Gràcia, 47-49. 08021 Barcelona
Publicado por acuerdo con International Editors Co.

Printed in Spain – Impreso en España

ISBN: 978-84-16883-52-3
Depósito legal: B-28.881-2018

Compuesto en M. I. Maquetación, S. L.

Impreso en Black Print CPI Ibérica
Sant Andreu de la Barca (Barcelona)

CN 83523

Penguin
Random House
Grupo Editorial

A Francesc,
por seguir en ocasiones y guiar en otras.

A mis padres, Mima y Manuel,
por tantas y tantas lecciones de amor y de vida.

Al recién llegado Nees.

Índice

Prólogo

Nuestros antepasados disponían de menos aviones, menos trenes y peores barcos, la mayoría no poseía coche, y ya no digamos electrodomésticos... Pero sí tenían algo mucho más valioso que todo eso: tiempo.

Así que, después de agradecerte que estés leyendo este libro, voy a pedirte dos cosas para que lo goces plenamente: tiempo y atención.

Puede parecer que pido algo obvio, pero hace mucho que no oigo a alguien decir que no sabe qué hacer con su tiempo. Lo habitual es escuchar todo lo contrario: «Me gustaría hacer un montón de cosas, ir aquí o allá, estudiar esto o lo otro, quedar con ese amigo o aquel otro... pero no tengo tiempo».

Actualmente tenemos la posibilidad de hacer más cosas en menos tiempo. Pero cada día añadimos tareas nuevas a nuestra lista. Disponemos de más aviones y más rápidos, más trenes y más rápidos, prácticamente todos tenemos coche, nuestros electrodomésticos pueden hacerlo casi todo, incluso aunque nos encontremos a muchos kilómetros... Aun así, nos sigue faltando lo más importante: tiempo.

Es como si una misteriosa maldición nos persiguiera: cuantas más facilidades tenemos para disponer de más tiempo y así poder dedicarlo a lo que realmente queremos, más cosas hacemos que en realidad no sabemos si deseamos hacer ni para qué nos sirven. Y el resultado es perverso: cada vez tenemos menos tiempo.

Pero como todo para según quien, esta maldición tiene, en apariencia, su aspecto positivo. El beneficio de andar escasos de tiempo es que tampoco disponemos de él para pensar ni sentir. Así nos ahorramos las molestias de lo doloroso, pero también es cierto que entonces tampoco sentiremos las caricias ni los abrazos. Nos vamos insensibilizando con nuestra vida y la de las personas que nos rodean.

Hoy en día nos cuesta prestar atención a lo que hacemos. Somos expertos en realizar varias cosas a la vez aunque, como en el circo, el «más difícil todavía» está por llegar... Pero vamos bien encaminados.

El valor de lo que decimos viene determinado por el lenguaje, así que la atención es muy importante porque solo la prestamos, nunca la regalamos. Decimos «prestar atención», quizás con la esperanza de que, al ser algo valioso, una vez usada nos sea devuelta.

Somos capaces de cruzar una calle atestada de coches a la vez que hablamos por el móvil, de ir en bicicleta escuchando la radio, de conversar con otra persona al tiempo que respondemos un e-mail, de leer un libro o el periódico mientras comemos... Por eso, si ahora mismo estás leyendo este libro sin hacer nada más, siento que me estás haciendo un gran regalo.

Y espero devolvértelo con lo que la lectura de este libro te pueda aportar.

1

Nuestra relación con las personas

La revolución industrial, que se inició en Gran Bretaña a mediados del siglo XVIII, trajo consigo profundas transformaciones económicas, tecnológicas y sociales que conformaron una nueva sociedad. La invención de la máquina de vapor conllevó cambios radicales en la naciente industria, sustituyó la tracción animal en el transporte y posibilitó el desarrollo del ferrocarril. La industria textil ilustra el espectacular resultado de sumar nuevos medios de producción mecanizados y un incremento del comercio gracias a la innovación en los medios de transporte, y cómo estos cambios se tradujeron en nuevas clases sociales como la burguesía fabril y el proletariado industrial.

A partir de mediados del siglo XIX, la incorporación de fuentes de energía como la electricidad y el petróleo, la aparición de materiales como el acero, además de la automatización y el trabajo en cadena, intensificaron ese proceso de cambio y abrieron una etapa que se prolongó hasta el final de la Primera Guerra Mundial: es lo que conocemos como «segunda revolución industrial».

Estos inventos —el automóvil, la bombilla, etc.— y sus aplicaciones —en la industria farmacéutica, por ejemplo— transformaron el mundo y la vida cotidiana de las personas. Sin embargo, fue un proceso lento: transcurrieron, por ejemplo, casi cien años desde la invención de la máquina de vapor hasta que fue integrada en una locomotora, así que las personas tuvieron tiempo, incluso generación tras generación, de adaptarse a los cambios en su manera de trabajar y de vivir.

Ahora nos hallamos inmersos en la revolución tecnológica, pero esta vez los incesantes cambios se suceden a un ritmo vertiginoso. Solo hay que recordar los primeros teléfonos móviles que tuvimos en nuestras manos —¡tan modernos hace apenas unos años!— y compararlos con los que utilizamos en estos momentos. Hemos dejado atrás la era de la información, que se inauguró con internet, y vivimos lo que se considera la «tercera revolución industrial» en el terreno científico y tecnológico, con un sinfín de innovaciones en campos como la genética, la robótica o la inteligencia artificial. El alcance de esta revolución es tan profundo que las nuevas tecnologías están cambiando la propia naturaleza humana, pues hoy parece posible mejorar las capacidades físicas e intelectuales de las personas, e incluso aumentar la esperanza de vida hasta extremos insospechados.

Como hemos visto, en su momento la revolución industrial modificó la relación de las personas con el trabajo. Ahora, la revolución tecnológica está transformando nuestra relación con la información y ha redefinido la noción de privacidad: antes todo era privado y tú decidías lo que hacías público; ahora todo es público y tú escoges lo que quieres que sea privado.

Y es en nuestra relación con las personas donde debe producirse una nueva revolución, la revolución emocional, para constatar que en esta vida suceden dos tipos de cosas: las que tú quieres y las que tú permites. Las cosas buenas llegan cuando se es paciente y las mejores cuando no nos rendimos.

La cuestión es: ¿cómo están afectando estos avances tan deslumbrantes a nuestras emociones?

¿Qué son las emociones?

¿A qué nos referimos cuando hablamos de emociones? ¿Qué son los sentimientos? ¿Es lo mismo?

Si quieres poner a alguien en un apuro, inmediatamente después de haber manifestado un sentimiento o una emoción, pídele que describa con palabras cómo se siente. También puedes intentarlo tú.

Llama la atención la pobreza lingüística que tenemos respecto a las emociones y los sentimientos, cuando son claves para la supervivencia y nos ayudan a mejorar nuestra relación con nosotros mismos y con los demás. Sin embargo, aunque no atinemos con las palabras adecuadas, todos hemos vivido más de una situación en la que nos hemos emocionado pero simplemente no hemos sabido cómo expresarlo, como si por falta de uso, el lenguaje descriptivo para estas situaciones estuviera poco desarrollado, lo que indica que le damos más importancia al mundo exterior que al interior, que nos preocupamos más de la carrocería que del motor.

La palabra «emoción», que el *Diccionario de la Real Academia de la Lengua Española* define como una «alteración del ánimo intensa y pasajera, agradable o penosa, que va acompañada de cierta conmoción somática», procede del verbo *emovere*, que en latín significa «sacar de un lugar», «retirar», pero también «sacudir», como suele hacer la emoción con nuestro ánimo.

La emoción es una respuesta primaria y automática a un estímulo externo que sentimos en nuestro interior y que manifestamos mediante nuestro cuerpo, es decir de manera fisiológica, acompañada de cambios orgánicos. Dicho de otro modo: es una reacción subjetiva ante el ambiente.

Como respuesta del organismo a diversos estímulos, la emoción resulta vital para la supervivencia. Ejemplos de los cambios fisiológicos que experimentamos ante una emoción pueden ser la sudoración o el aumento en la tasa de respiración, pasando por el aumento de la frecuencia cardíaca, y debemos tener en cuenta cómo influyen en nuestra salud.

En 1872, Charles Darwin publicó *La expresión de las emociones en los animales y en el hombre*, fruto de treinta años de observación de determinadas situaciones, y cien años más tarde Paul Ekman recuperó los trabajos de Darwin y definió seis emociones básicas: ira, asco, miedo, alegría, tristeza y sorpresa.

No obstante, es un asunto tan complejo que en la actualidad no hay acuerdo acerca de cuántas emociones hay y cuáles son, pero lo que sí está claro es que existen y que influyen en nuestros actos porque, como afirma el biólogo y filósofo Humberto Maturana: «No hay ninguna acción humana sin una emoción que la establezca y la torne posible como acto».

¿Y los sentimientos?

¿Qué son los sentimientos?

El sentimiento es la respuesta racional que le damos a cada emoción, y solemos interpretar la emoción teniendo como base fundamental nuestras experiencias pasadas.

En otras palabras, es una evaluación consciente de las emociones en la que interviene un mayor número de elementos intelectuales y racionales. Las emociones y los sentimientos son inseparables. Una emoción nos genera un sentimiento, y este hecho nos empuja a actuar de una forma determinada.

Los sentimientos nos conectan con el resto de las personas, nos ayudan a expresarnos, a comunicarnos y a entendernos. Modulan cómo actuamos y cómo nos relacionamos. Aquellos con quienes interactuamos perciben, mediante la expresión de nuestros sentimientos, cómo nos sentimos y en qué estado nos encontramos.

También nos permiten desarrollar la empatía, ya que nos ayudan a entender el estado en el que se encuentra el otro y eso facilita que nos pongamos en su lugar para poder comprenderle y ayudarle.

Por eso es tan importante emocionarnos, sentir y expresar cómo nos sentimos. Compartir emociones y sentimientos es una vacuna para infinidad de enfermedades. Compartir emociones y sentimientos es vivir la vida en toda su plenitud.

Como sucede con las emociones, en lo que se refiere a los sentimientos tampoco hay acuerdo en cuántos y cuáles son. He de confesar que tengo cierta aversión a las listas, las clasificaciones, los protocolos y similares, porque siento que provocan el cierre de algo, como si se enjaulara a las personas, y limitan la posibilidad de descubrir algo que está a punto de desvelarse y de esta manera se impidiera que saliera a la luz. Pero, para una mejor comprensión de lo que estamos hablando, comentaré someramente los tipos de sentimientos que hay y cómo se pueden clasificar:

- Se podrían considerar sentimientos negativos: el enfado, el odio, la tristeza, la indignación, la impaciencia, la envidia, la venganza, los celos, la culpa, la frustración o el miedo, entre otros.
- Se podrían considerar sentimientos positivos: la euforia, el afecto, el optimismo, la gratitud, la satisfacción, el amor, el agrado o la esperanza, entre otros.
- Se podrían considerar sentimientos neutros: la compasión y la sorpresa.

Las emociones dan sentido a la vida

¿De qué nos sirve alargar la vida si el resultado es una existencia sin emociones ni sentimientos? ¿Hay alguien que desee alargar y mejorar sus emociones? ¿Hay alguien que crea que invertir en la investigación de las emociones se puede traducir en algo beneficioso para la humanidad?

La palabra «emoción» tiene un gran efecto blanqueador. Al igual que sucede con «familia». Cuando pronunciamos esta última, por regla general nos invade un sentimiento agradable y placentero. Nos viene a la mente la imagen de unos progenitores hablándose cariñosamente en el salón de una casa acogedora en la que la leña crepita en la chimenea, unos niños juegan y un perro duerme enroscado sobre la alfombra. Pero a veces una familia también son unos progenitores diciéndose cosas desagradables, unos niños que no paran de pelearse con agresividad, una chimenea que ya no arde porque la leña se ha terminado y, como nadie la ha repuesto, en el hogar hace frío. Y encima llaman a la puerta y resulta que es el vecino que viene a quejarse de que el perro lo acaba de morder.

Con las emociones nos sucede algo parecido. Asociamos emoción a aquello que no sabemos definir con exactitud pero que damos por seguro que es agradable y que nos hará sentir mejor. Sin embargo, hay emociones que nos hacen sufrir mucho y nos producen un daño a veces irreparable.

Contabilidad emocional

«El PIB lo mide todo, excepto lo que hace que valga la pena vivir», afirmó Zygmunt Bauman. Para ello y de manera inconsciente, los humanos tenemos nuestro PIB particular y privado: la contabilidad emocional.

Las empresas tienen su contabilidad A —aunque lo niegan, otras también tienen la B— y las personas tenemos la contabilidad E —«E» de emocional—, y esta es la que llevamos más al día.

Sin darnos cuenta, en la contabilidad E tomamos nota, sin papel ni lápiz, de todas y cada una de las acciones que tienen que ver con nuestra relación con el otro; así, cuando queramos, podremos hacer balance y comprobar si el saldo es positivo para nosotros o para el otro. Por ejemplo, si en mi relación con mi pareja yo he cedido más veces que ella o él; si en mi relación con un amigo constato que yo lo he llamado por teléfono más veces que él a mí; si en mi relación con mi hermano yo le he regalado más cosas que él a mí; si en mi relación con mi compañero de trabajo yo le he echado más veces un cable que él a mí, etc. De este modo detectaré si ha habido más salidas que entradas, es decir si he dado más de lo que he recibido, y entonces constataré que estoy en números rojos, lo que se traduce en que es una relación deficitaria. Esta constatación no quedará en nada, sino que modificará ostensiblemente mi relación con el otro, ya que se activará el sistema de alerta para observar si el déficit sigue incrementándose o se revierte, y tanto en un caso como en el otro mi comportamiento no será el mismo.

Emociones sostenibles

Tal vez sea por deformación profesional, pero echo de menos que alguien se plantee la importancia de que las personas seamos emocionalmente sostenibles y qué tendríamos que hacer para lograrlo.

Como lector, probablemente sea la primera vez que leas algo relacionado con la sostenibilidad emocional. Y, sin embargo, ahora que se valora tanto la sostenibilidad en todos los ámbitos, llama más la atención que no se tenga en cuenta en algo tan importante como las emociones.

Hace unas décadas, gracias a la creación de los departamentos de I+D en las empresas se lograron avances capitales en muchos terrenos. En la actualidad, se destinan presupuestos enormes al desarrollo de la inteligencia artificial o a los viajes espaciales, pero ni se investiga ni se divulga lo que podríamos llamar la «emoción natural». No me consta que los departamentos de I+D tengan o se planteen un espacio para la innovación emocional. Y si no es así, pido disculpas por mi ignorancia y agradecería que me lo hicieran saber.

Sin embargo, hay excepciones. Tengo el privilegio y la oportunidad de contar con la confianza de Joan, Josep y Jordi Roca, desde siempre a la cabeza de la innovación. En el departamento de I+D de El Celler de Can Roca —el restaurante que regentan desde hace treinta y dos años—, investigan con productos locales y foráneos, con las diferentes formas de cocción, con aparatos desarrollados para ello y con la aplicación de las nuevas tecnologías, pero también han apostado decididamente por la innovación en la gestión de las personas de su equipo.

Los tres hermanos Roca y todo el personal de El Celler de Can Roca —el equipo de cocina y el de sala, los sumilleres, los empleados del centro de formación de La Masía y los de recepción, comunicación y proyectos, los responsables de los *stagers* y del catering de Mas Marroch—, así como el personal del restaurante Can Roca, regentado por sus padres, y el de las heladerías Rocambolesc, participan en ese trabajo de innovación emocional (I+E).

Recurriendo al lenguaje propio de la cocina, el trabajo que allí realizamos desde hace cuatro años consiste en destilar las emociones y cocinar los sentimientos a baja temperatura.

Para los que no estén familiarizados con los procesos, como no lo estaba yo hasta que empecé a trabajar con los hermanos Roca, la destilación consiste en calentar un líquido hasta que sus componentes más volátiles pasan a la fase de vapor para, a continuación, enfriar el vapor y recuperar dichos componentes en forma líquida por medio de la condensación.

Siguiendo con la terminología de la restauración, la cocción a baja temperatura nos permite preservar mejor el sabor de los alimentos y sus propiedades nutritivas, y conseguir unas texturas sorprendentes. Es una técnica respetuosa con el producto, pues no se ve afectado con la transformación del crudo al cocido, por eso conserva la textura, el sabor y los nutrientes, y, consecuentemente, también es más saludable. Por ejemplo, en el caso de las verduras, al no tener que añadir agua a la cocción, los alimentos retienen en su interior las vitaminas y las sales minerales y no es necesario añadirles sal.

¡Qué saludable sería que a las personas, igual que a los alimentos, nos trataran a baja temperatura y de vez en cuando nos destilaran! Destilando las emociones podríamos afrontar determinadas situaciones que se dan en el trabajo y en la vida diaria. Por ejemplo, cuando nos quedamos sin preguntar algo que no hemos entendido del comportamiento del otro. O cuando por falta de tiempo no podemos responder a la pregunta que el compañero nos ha planteado en plena faena. O cuando no hemos agradecido al que trabaja codo con codo con nosotros que nos haya echado un cable en un momento en el que lo necesitábamos. O cuando no manifestamos nuestro malestar por cómo hemos sido tratados.

En todas estas situaciones y en muchas más que se dan en el día a día, si se habla en el espacio adecuado, en el momento oportuno y con un interlocutor neutro, la complejidad, la incomprensión, la posible agresividad y sus indeseadas consecuencias se volatilizan y, al enfriarse, podemos recuperar la esencia de lo sucedido y trabajarlo para el bien de todos.

Cuando hablo de cocinar a baja temperatura los sentimientos, me refiero a preservar la identidad de cada uno, mantener las cualidades de todos y obtener lo mejor de cada individuo. De la misma manera que la cocción a baja temperatura es un proceso respetuoso con el producto, esta forma de trabajar es respetuosa con las personas. Es, en definitiva, una forma de relacionarse y de trabajar mucho más saludable.

Las emociones son la ventaja diferencial respecto al robot, por eso hay que sacarlas de la periferia y ponerlas en el centro, tanto en la vida personal como en la profesional. En un futuro no muy lejano, los robots harán lo que les pidamos, pero difícilmente realizarán aquello que deseamos porque no sabrán identificarlo. Es muy difícil que el que carece de deseo, como es el caso del robot, sepa cuál es el deseo de la persona.

Hay pocas cosas que nos conmuevan más que ver a alguien emocionado. Sin embargo, en la sociedad en la que vivimos, las emociones se han obviado en las empresas y en las relaciones entre las personas. No hay más que mirar a nuestro alrededor y ver cuánto nos importan los sentimientos de los demás. Desgraciadamente, no mucho. Y así nos va. Incluso hay una parte de la sociedad que lleva mucho tiempo intentando demostrar que las personas no son imprescindibles y que, cuando no hay más remedio que contar con ellas para realizar determinadas tareas, sus sentimientos y sus emociones no tienen ninguna importancia.

Pero la realidad es muy tozuda y una y otra vez nos demuestra que solo es auténtico lo que nos emociona.

La memoria nos indica que solo recordamos lo que nos emociona.

La experiencia nos enseña que solo aprendemos de lo que nos emociona.

La vida nos señala que solo vale la pena cuando se vive con pasión.

La práctica demuestra que lo que se hace sin sentimiento se muere por el camino.

Y basta con imaginar cómo sería el mundo si por fin tuviéramos en cuenta qué es lo que sienten y cómo se sienten los que nos rodean. Evidentemente, sería un mundo mucho mejor.

Por ello, más allá de las revoluciones industriales y tecnológicas que han transformado el mundo en el que vivimos, aún nos queda una por hacer: la revolución emocional, sin la cual todo lo que hemos conseguido hasta el momento no va a servir para nada y no tendrá sentido.

Es la revolución que estamos deseando que se produzca desde hace tiempo. Y en la que todos deberíamos estar dispuestos a participar ya que, gracias a ella, todos saldremos ganando.

¿En qué consiste la revolución emocional?

A la vista de lo que hemos comentado hasta ahora, ¿quién es un revolucionario emocional? Es aquel que tiene en cuenta las emociones y los sentimientos propios y ajenos, y está dispuesto a demostrarlo con hechos.

Todos, absolutamente todos, podemos ser revolucionarios emocionales. Es más, por la cuenta que nos trae, deberíamos serlo.

Te preguntarás por qué debes participar en esta revolución. Sencillamente, porque saldrás ganando y los que te rodean también. Es una revolución por completo pacífica y tranquila, pero absolutamente positiva para tu salud y la de tu prójimo.

Aviso: no todo el mundo va a estar de acuerdo con cambiar y abandonar el mundo racional en el que lleva tiempo instalado y en el que todo está pesado y medido, aunque las unidades de peso y de medida no sepamos quién las ha establecido ni por qué. No todos van a compartir que lo que se siente es más saludable que tragarse lo que se está deseando decir.

Pero en esta vida, con buenas palabras, se puede decir todo. Es más, las personas son como los paraguas: si no se abren, no sirven para nada.

Tampoco todo el mundo va a estar de acuerdo en que las decisiones auténticas, las más importantes de nuestra vida, las tomamos desde la emoción. Decide nuestra parte irracional, no nuestra parte racional. Pero hace demasiado tiempo que lo racional parece más serio, más riguroso, más seguro, más profesional, incluso mejor.

¡Qué difícil nos resulta, cuando estamos enamorados, explicar desde la razón que la persona con la que queremos compartir nuestra vida es la que es y no otra, cuando hay otras muchas que serían más adecuadas!

¡Qué difícil nos resulta, cuando escogemos a alguien para trabajar, viajar o compartir nuestra vida, decir cuál es el verdadero motivo por el que lo hemos hecho!

Veamos un caso a modo de ejemplo.

Ernesto Rivas es un abnegado empresario que necesita cubrir una vacante en el área de diseño industrial de su fábrica y decide contratar a la empresa de selección y búsqueda de personal Talent & Talent.

Dicha empresa, después de numerosas entrevistas, le presenta tres candidatos que —unos más, otros menos— cumplen los requisitos que el señor Rivas considera indispensables para desempeñar el trabajo: experiencia, inglés hablado y escrito, y vivir cerca de la fábrica.

Arturo, el primer candidato, tiene mucha experiencia, habla y escribe bien en inglés pero vive en otra ciudad, aunque ha manifestado que desplazarse a diario no es ningún inconveniente.

Jorge, el segundo candidato, también tiene experiencia, habla y escribe bien en inglés y vive en la misma población donde se halla la fábrica.

Ricardo, el tercer candidato, es el que menos experiencia tiene, solo chapurrea el inglés, no lo escribe, y no vive cerca de la fábrica.

Para Talent & Talent, la decisión es sencilla: según lo solicitado por el señor Rivas, Jorge es el candidato que está buscando. Pero, para su sorpresa, el señor Rivas elige a Ricardo.

Cuando Talent & Talent le comenta al señor Rivas que Ricardo tiene muy poca experiencia, este responde que ha pensado que es mejor que la experiencia la adquiera en su empresa.

—Así no vendrá con vicios adquiridos —les dice.

Talent & Talent insiste en que Ricardo flojea y mucho con el idioma, a lo que el empresario argumenta que ha decidido que contratará a un profesor de inglés para sus trabajadores, que no les irá nada mal a ninguno de ellos, y Ricardo se sumará a las clases.

Talent & Talent añade que Ricardo no vive cerca de la fábrica, a lo que Rivas responde:

—Hoy en día hay que viajar más que antes.

Intrigados, los responsables de la empresa de selección siguen preguntando con la intención de averiguar cuál es el motivo real de la elección del señor Rivas, y este, acorralado, responde resoplando:

—¡Ay, no sé! Ricardo me gusta más.

Esta es la auténtica y única razón. Y no es racional, sino emocional.

Las elecciones, más a menudo de lo que creemos, se toman como lo hizo el señor Rivas, porque somos más emocionales que racionales.

Hay una frase de António Damásio que es muy ilustrativa: «No somos máquinas pensantes que a veces sienten, sino seres instintivos que a veces piensan».

Lo más difícil es ver lo evidente

El doctor Florencio Escardó, célebre pediatra argentino, natural de Mendoza, tuvo que luchar durante mucho tiempo y vencer numerosos obstáculos para demostrar algo tan evidente como que tener a tu lado a una persona que te quiere te hace sentir mejor y ello puede posibilitar una más pronta recuperación en caso de enfermedad.

En la sala 17 del Hospital de Niños de Buenos Aires, este médico llevó a cabo una verdadera revolución emocional en el ámbito hospitalario.

La primera vez que el doctor Escardó, en 1926, recién terminada la carrera de Medicina, entró en la sala 17, según palabras suyas, quedó «profundamente conmovido» por lo que allí vio. Los niños ingresados estaban todo el día solos en sus camas. Los progenitores, únicamente el padre o la madre, podían visitar a sus hijos entre las cinco y las siete de la tarde, hora en la que debían abandonar el hospital para que el personal auxiliar sirviera la cena a los niños.

Tuvo que pasar mucho tiempo, treinta y dos años exactamente, hasta que pudo llevar a la práctica lo que siempre deseó desde que pisó por primera vez aquella sala 17.

En 1957, el doctor Escardó fue nombrado jefe del Servicio de Pediatría del Hospital de Niños de Buenos Aires y decano de la facultad de Medicina de la Universidad de Buenos Aires. Y a pesar de todo el poder que le conferían estos cargos, no lo tuvo nada fácil porque las resistencias que encontró en todos los estamentos del hospital fueron tremendas.

La revolución del doctor Escardó consistió en que a partir de aquel momento la madre —o cualquier otra persona si a ella no le era posible— debía estar «ingresada» con el niño mientras durara la hospitalización.

La medida fue muy criticada por la mayoría de los médicos y las enfermeras del hospital debido a los inconvenientes que les causaría a la hora de realizar su trabajo.

Pero estas resistencias tenían que ver con el temor a sentirse observados en sus conductas y acciones, al quedar expuestos a las miradas de las madres de los niños hospitalizados.

Otro frente de resistencia fue el relativo al cumplimiento de las normas hospitalarias, porque había quienes consideraban una irresponsabilidad no seguir las medidas de asepsia.

Pero donde surgió un problema que parecía irresoluble fue en la limpieza, ya que cuando se construyó el hospital no estaba previsto que en las salas de los niños hubiera adultos y no se instalaron los correspondientes lavabos. Los responsables de la limpieza aducían que no había suficientes aseos para tantos adultos, y que los que había estaban permanentemente sucios, lo que incumplía las normas de higiene del hospital.

Se trataba de un problema estructural del edificio, pero Escardó, lejos de desfallecer, encontró una solución. Al tiempo que el niño era ingresado, se notificaba a la madre que debería traer productos de limpieza y establecer turnos con las otras madres de la sala 17 para que los lavabos estuvieran siempre en condiciones.

Y a pesar de todas las resistencias, la iniciativa del doctor Escardó empezó a cosechar frutos.

Con la implementación del acompañamiento a los niños ingresados se pusieron en marcha dispositivos de capacitación para las madres. Se les enseñó algunos hábitos para evitar contagios, como por ejemplo lavarse las manos, que no fueran de la cama de su hijo a la de otro niño o que estos no se prestaran juguetes entre sí. Y se tomaron medidas para que las madres, durante las horas que estuvieran ociosas, dadas las circunstancias de cansancio y ansiedad, no se pelearan entre ellas.

Cuando salían con el alta de su hijo en la mano, lo hacían sabiendo cómo combatir la diarrea, con conocimientos de higiene y alimentación, y con respuestas a las necesidades básicas que también eran de utilidad para sus otros hijos.

Al confiar a las madres, debidamente instruidas y supervisadas, parte de la atención que requerían sus hijos, disminuyeron los contagios intrahospitalarios en comparación a cuando una sola enfermera atendía a diez niños en todas sus necesidades. Además, se apreciaba una mejoría en la evolución de muchos de estos niños.

Escardó accedió a la petición de algunas madres de que en la cabecera de la cama figurara el nombre del niño en lugar de un número. En la sala 17, los niños no eran números, sino que tenían nombre: eran Fernando, Mónica o Martín.

Años más tarde, cuando el doctor Escardó, al recibir el reconocimiento a su labor, oyó que le tildaban de «revolucionario», dijo:

—¿Qué puede tener de revolucionario pensar que una madre debe estar con su hijo enfermo? Tardé treinta y dos años en conseguir que las madres entraran en la sala 17 del Hospital de Niños, ¡treinta y dos años! Es de lo único que estoy orgulloso en la vida.

Unos cuantos años después asistí a un congreso de Recursos Humanos que tuvo lugar en IFEMA, en Madrid. Compartía mesa a la hora de la comida con diferentes colegas y salió el tema de que a veces las empresas se resisten a realizar cambios que claramente reportarían beneficios a las personas que trabajan en ellas, y tuve la ocurrencia de compartir la historia que acabo de narrar.

Mis compañeros de mesa, unos por educación y otros porque les resultaba interesante, escuchaban atentamente. Sin embargo, pude observar que a una de las comensales mi relato le había conmovido más de lo que cabría suponer.

Nada más finalizar mi explicación, la señora en cuestión me lanzó la siguiente pregunta con los ojos húmedos, ante la sorpresa y la expectación del resto de la mesa:

—¿Usted conoció al doctor Escardó?

Mi respuesta fue que, muy a mi pesar, porque me habría encantado, no lo había conocido y que lo que les había contado lo había compartido conmigo un doctor que trabajó durante muchos años con el doctor Escardó en Buenos Aires.

A continuación, muy emocionada y con alguna que otra lágrima que se deslizaba por su mejilla, nos dijo:

—Allá en mi Buenos Aires natal, el doctor Escardó fue mi pediatra. Gracias a él, todo el tiempo que estuve hospitalizada tuve a mi mamá a mi lado.

Después de su confesión, todos teníamos los ojos húmedos. Estábamos profundamente emocionados.

Aunque a veces pueda parecer que hay cosas que no se pueden cambiar, siempre se puede; el cambio es posible cuando pocos con mucho poder lo deciden o cuando muchos con poco poder lo desean.

¡Ahí estamos!

Quizás te suene a quimera, pero cuando crees en algo, la distancia es solo parte del camino.

2

Nuestras emociones, esas grandes desconocidas

Pedro es propietario de una pequeña fábrica en la que empezó a trabajar como aprendiz con dieciséis años. Para conseguirlo, le ha dedicado todos sus esfuerzos. Y muchas horas de trabajo. Durante mucho tiempo fue su única preocupación. Y su tesón le volvió incluso arisco. Hasta que hace unos años, en septiembre, vivió un angustioso episodio. De madrugada, una noche en la que caía un fuerte aguacero, le sonó el móvil: ¡el río se había desbordado! ¡El agua estaba a las puertas de la fábrica! Se vistió y junto con su mujer y su hijo salieron hacia allí.

No fueron los primeros en llegar. Algunos empleados ya estaban allí intentando salvar lo que el agua no había echado a perder. Pedro comenzó a dar órdenes y se formó una cadena humana para ir sacando la mercancía. En plena noche, en medio de aquel caos, Pedro no era capaz de reconocer a las personas que formaban parte de la cadena. Con las primeras luces del amanecer, se dio cuenta de que había mucha más gente de la que trabajaba en la fábrica. No conocía a muchas de esas personas, pero entre ellas se hablaban con familiaridad. Preguntó a uno de sus empleados quiénes eran, y la respuesta le sorprendió:

—Son nuestros cuñados, nuestros hijos y hermanos... que han venido a echarnos una mano.

Desconcertado, Pedro exclamó:

—¡Pero si no trabajan aquí!

—En el pueblo somos como una familia, ¿y quién no tiene algún pariente o amigo que trabaje en su fábrica? —le dijo el empleado.

Dejó de llover y las nubes desaparecieron del cielo rojizo del alba. Pedro contempló los rostros de aquellas personas que desinteresadamente habían ayudado a salvar la fábrica. Respiró aliviado porque no hubo que lamentar desgracias personales. Y sintió una honda emoción. Hasta aquel momento, en que todos se despedían con fuertes abrazos, felicitándose por la labor llevada a cabo, no había sido consciente de todos los sentimientos que se tejían en el seno y alrededor de lo que había considerado hasta entonces solo un negocio. Su negocio.

Esta historia de Pedro, que ya conté en el libro *Retratos de familia. Lo que quiso saber sobre la empresa familiar y no se atrevió a preguntar*, ilustra que si nuestras emociones son unas grandes desconocidas para nosotros, también lo serán sus manifestaciones y sus consecuencias. Y si no tenemos en cuenta las emociones de los demás es como si estos no existieran.

En ocasiones, la cruda realidad es que a menudo nos encontramos absolutamente solos porque ignoramos a aquellas personas que nos rodean. En otras, porque nos sentimos ignorados por los que nos rodean. Y en caso de que hubiera alguien, probablemente nos sentiríamos en peligro y nos pondríamos en alerta, porque si las emociones de los demás nos hacen daño activamos nuestras defensas. Y así hacemos buena la frase de que «la mejor defensa es un buen ataque».

Este panorama tan desolador que acabamos de describir tiene otro escenario posible en el que sus protagonistas son conscientes de sus emociones y las consecuencias de las mismas, porque se han preocupado de que así sea, y las tienen en cuenta a la hora de relacionarse.

«¿Qué es lo que conoceremos mirando las acciones del otro? Conoceremos sus emociones», afirma Humberto Maturana.

Ante cualquier situación de la vida cotidiana, es habitual decir o escuchar: «¡Mira que somos complicados los humanos!». En realidad, no somos tan complicados, somos relativamente simples, pero a las personas hay que saberlas leer. Son como un libro. Para el que no sabe leer, un libro es algo ajeno, complicado e incomprensible que no le aporta nada. Para el que sabe leer, un libro es una fuente de conocimiento, de compañía, es algo maravilloso e interesante. ¡Y un buen libro, no digamos!

¡Qué disgusto nos produce acabar una buena lectura! ¡Y cómo, inconscientemente, ralentizamos la velocidad de la misma para no llegar al final!

Para leer en las personas hay que tener presente que somos iguales en lo básico y diferentes en aquello que no es importante.

Todos sentimos lo mismo cuando le gustamos a alguien, nos sentimos queridos y reconocidos, se confía en nosotros y se nos escucha.

Y también sentimos lo mismo cuando no gustamos a nadie, sentimos que no nos quieren, que no nos reconocen lo que hacemos, percibimos desconfianza por parte de los otros y, por mucho que nos esforcemos, no se nos escucha.

Y el hecho de ser iguales en lo básico facilita la tarea de saber qué es lo que le sucede al otro, sencillamente porque le sucederá lo mismo que me ha ocurrido a mí en idéntica situación.

Solo somos diferentes en lo que no es importante: si hablamos una lengua u otra, si tenemos un color u otro de piel, si somos más altos o más bajos, si tenemos los ojos de un color o de otro, si tenemos más o menos inteligencia, si cabemos en una talla 38 o en una 54…

Como se deduce de diversos estudios, en cualquier grupo de personas o equipo de trabajo hay un 50 por ciento de las cosas que ocurren que se ven, se hablan y se pueden cambiar, por lo que hay otro 50 por ciento de las cosas que pasan que no se ven, no se hablan ni se pueden cambiar.

A lo largo de este libro veremos cómo se emocionan y qué sienten las personas cuando están en familia, en equipos de trabajo, entre amigos o en pareja, aunque las emociones no se vean. Y que no se vean y no se hable de ellas no quiere decir que no sucedan e influyan mucho en esas relaciones y en el resultado de las mismas…

3

Entender a las personas

Te invito a que pensemos juntos, aunque sea una práctica extraña ya que habitualmente el ejercicio de pensar solemos hacerlo a solas.

Es habitual que cuando nos proponen un cambio, algo nuevo o imprevisto, nuestra respuesta sea: «Deja que lo piense», como si para pensar bien las cosas necesitáramos privacidad.

Lancé en un foro esta misma propuesta y uno de los asistentes me dijo: «Perdone, pero antes de continuar quisiera hacerle una pregunta: ¿para qué sirve pensar?». Y aunque a bote pronto pueda parecer una pregunta sin sentido, lo tiene y mucho. Bastante más de lo que nos imaginamos a simple vista.

Pensar sirve para entender y entender sirve para ver, porque solo podemos ver lo que somos capaces de entender.

Esto, que dicho así puede parecer un silogismo algo complicado, nos parecerá más evidente con un ejemplo de la vida cotidiana.

Si yo salgo de mi casa, me monto en el coche y en el primer semáforo el coche se para, ¿qué hago? Me bajo, levanto el capó, miro el motor y llamo al mecánico. Cuando llega, ¿qué hace? Exactamente lo mismo que yo: levanta el capó, mira el motor y me dice, muy amable: «Ah, señora, no se preocupe, no es nada importante. Es el manguito que va de esta pieza a esta otra…, ¿lo ve?».

Miro hacia donde me indica el mecánico y, por educación, le contesto que sí, que lo veo, pero la verdad es que no veo nada. Es más, yo diría que el motor de mi coche está exactamente igual que el día que lo saqué del concesionario. ¿Cuál es la diferencia entre el mecánico y yo? Que él entiende de motores y ve. Y yo no. No entiendo de motores y no lo veo.

Pues para ver la cantidad de cosas que pasan en las relaciones hay que entender a las personas. Comprender permite anticiparse, y la anticipación es muy buena compañera de viaje para una buena gestión de las personas porque para entenderlas hay dos caminos, uno corto y difícil y otro más largo y fácil, al alcance de todos.

Cuando tengo que explicar esto siempre me viene a la mente la imagen de una montaña. Te preguntarás por qué. Muy sencillo, porque soy andarina y montañera. Y cuando preparo la ruta de una travesía o el ascenso a una montaña, pregunto cuál es el mejor camino para llegar a la cima. Habitualmente recibo por parte de los conocedores del lugar la misma respuesta: «Hay dos caminos, uno corto y difícil y otro más largo y más fácil, puede usted escoger».

Para entender a las personas, el camino más corto consiste en ponerse en el lugar del otro. Sin embargo, no es fácil, aunque con un buen trabajo de preparación y entrenamiento se consigue.

El otro camino, más largo y sencillo, y al alcance de todos, consiste en seguir la anatomía. Sí, has leído bien. No se trata de un error tipográfico: digo «seguir la anatomía» porque la naturaleza —que es muy sabia y no pone las cosas donde están porque sí— nos ha dotado de dos orejas y una boca.

Si queremos entender al otro, hay que escuchar el doble de lo que se habla. Y ya que tenemos dos orejas, vamos a aprovechar las dos: con una hay que escuchar lo que nos dicen y con la otra lo que no nos dicen, que a veces es incluso más importante.

Llevo más de treinta y cinco años trabajando con equipos, con grupos de personas que juntas han de alcanzar unas metas, en ocasiones bajo una gran presión y en otras bajo un intenso seguimiento mediático, en ámbitos tan distintos como el deporte (con el *staff* técnico del primer equipo de fútbol y del primer equipo de baloncesto del F. C. Barcelona) o la restauración (con los equipos de trabajo de El Celler de Can Roca, con Joan, Josep y Jordi Roca al frente), y con numerosas empresas familiares y no familiares en diferentes países.

Mi experiencia con equipos me ha llevado a probar diferentes formas de trabajar: algunas me han proporcionado los resultados deseados y otras unos chascos considerables. Y finalmente me he quedado en mi quehacer diario con un método que, además de proporcionarnos los mejores resultados posibles —ya que no siempre las circunstancias nos permiten alcanzar los objetivos deseados—, seguro que nos permite obtener algo que antes no teníamos. Porque conseguiremos un mayor y mejor conocimiento de las personas y, sea cual sea nuestra profesión, eso siempre es garantía de que seremos mejores profesionales.

4

El método Balint

Para trabajar con grupos cuya profesión requiere tratar con personas —ya sea en el ámbito de las empresas familiares, las multinacionales, los clubes deportivos o la restauración—, utilizo el método Balint, en el que me introdujo hace más de veinticinco años mi maestro, el doctor Mario Jaite.

El doctor Jaite se había formado en esta especialidad y en aquel tiempo trabajaba con grupos de médicos de un hospital de Barcelona, y con anterioridad lo hizo con grupos de médicos en el hospital donde ejercía en su Argentina natal. Bajo su tutela me sumergí durante un tiempo en el estudio de los psicoanalistas ingleses «independientes», como Balint, Winnicott, Fairbairn y Bowlby.

Ante mi pregunta de cómo habían sido los primeros grupos Balint, el doctor Jaite me explicó la fascinante historia de su creador: Michael Balint era hijo de un médico rural en un pequeño pueblo de Hungría. En más de una ocasión, el pequeño Michael había acompañado a su padre a visitar a algún enfermo cuando se requerían sus servicios lejos del pueblo. Y vio que su padre llamaba a los pacientes por su nombre, se sentaba en la cama con ellos, los miraba a los ojos, los tocaba, hablaban de los últimos acontecimientos del pueblo y, al despedirse, le decía a la familia en presencia del enfermo: «Si veis que por la noche se pone peor o tiene fiebre alta, me llamáis y vendré enseguida».

Michael Balint decidió que él también sería médico, y cuando llegó el momento se matriculó en la Facultad de Medicina y cursó la carrera. Sin embargo, al terminar sus estudios tuvo la certeza de que en la facultad no le habían proporcionado la suficiente formación humanista para tratar a sus pacientes como había visto que hacía su padre. Y comenzó a formarse en este campo.

Con el ascenso del nazismo, el doctor Balint abandonó Hungría y se instaló en Inglaterra, donde constató que las mismas enfermedades que su padre, sin apenas medios, curaba en el pueblo en un tiempo determinado, en un gran hospital, con muchos más medios, tardaban más en curarse.

Como su filosofía era que las cosas no ocurren por casualidad sino por causalidad, se puso a observar y de lo primero que se percató fue de que en aquel gran hospital a los enfermos no los llamaban por su nombre, sino que eran, por ejemplo, el «enfermo de la cama 3, sala 1, planta 4».

Otra cosa que observó fue que los enfermos raramente eran visitados solo por su médico. Este siempre iba acompañado de un grupo de médicos jóvenes, con las batas desabrochadas y las carpetas debajo del brazo, y al llegar junto al paciente lo destapaban sin miramientos y él decía, por ejemplo, dirigiéndose a los estudiantes: «Fíjense ustedes en el hígado». Todos los alumnos miraban en la dirección en la que indicaba el médico, pero nunca a los ojos del enfermo.

Es más, a menudo este estaba desnudo y apartaba la mirada avergonzado. Algún paciente más atrevido acertaba a preguntar tímidamente: «¿Me puede decir lo que tengo, doctor?», como si reclamara que, ya que la enfermedad era suya, también lo era el derecho a saber de qué dolencia se trataba.

Observó también que en cuanto vislumbraban por los pasillos a los familiares de alguno de sus pacientes, sus colegas entraban en una habitación o se escabullían por las escaleras, como si evitaran encontrarse con ellos. Y durante las guardias, o en el comedor, oía que se referían a los pacientes de una manera que nunca había escuchado en boca de su padre.

Hasta que un día uno de sus colegas le preguntó si, dado que tenía formación psicoanalítica, podía hacerle una consulta acerca de algo que le ocurría.

—Últimamente padezco de insomnio y no duermo lo que debería, pero no sé cuál es el motivo —le dijo.

A los pocos días, otro colega le consultó acerca de unos trastornos gástricos que sufría a pesar de que su alimentación era la misma de siempre.

Y otro más le preguntó a qué podía deberse la alopecia areata que había empezado a sufrir, pues el dermatólogo le había indicado que podría tratarse de algún motivo no fisiológico.

Ante esas preguntas, el doctor Balint les propuso:

—Puesto que a todos les sucede algo, si les parece, nos reuniremos una hora y media, una vez por semana, para hablar de nuestro *self* profesional, con el objetivo de interpretar los síntomas que me están describiendo.

Los colegas del doctor Balint estuvieron de acuerdo y ya en la primera sesión se abordó lo que ellos vivían como inconvenientes en su trabajo: los horarios, los salarios, las instalaciones... El segundo tema que surgió fue la omnisciencia que los pacientes les adjudicaban por el hecho de ser médicos y cómo gestionar esa cuestión.

Balint los escuchaba con atención, hasta que le preguntó a uno de los médicos cómo se sentía cuando se moría uno de sus pacientes, y todos dieron un brinco en la silla.

—Es lo peor que me puede pasar, me quedo afectado durante bastante tiempo —respondió el aludido.

Otro acudió en su rescate:

—A mí me sucedía lo mismo hasta que me di cuenta de que si ponía distancia entre el paciente y yo, en caso de defunción no me afectaba tanto.

—Esto que propones yo lo he utilizado durante mucho tiempo, pero he descubierto que cuanta más distancia pongo entre el paciente y yo, menos terapéutico soy —dijo un médico ya entrado en años.

Fue ahí cuando empezaron a compartir experiencias, como que la distancia entre el médico y el paciente era un factor que podía afectar a la mejoría. Resolvieron que cada uno se siente cómodo trabajando con una distancia determinada respecto al paciente y también que cada paciente precisa de una distancia particular para sentirse suficientemente cuidado.

Este y otros aspectos propios de la profesión de médico son los que trabajó Michael Balint como facilitador con el primer grupo de médicos durante su primer año.

Cuando terminaron, después de agradecerle a Balint que compartiera su tiempo y sus conocimientos con ellos y admitir que sentían que su calidad de vida personal y profesional había mejorado considerablemente, decidieron dar por concluida la experiencia. Sin embargo, el director del hospital llamó al jefe de servicio en el que trabajaba el doctor Balint para preguntar qué era lo que habían hecho diferente aquel año.

—Nada —dijo el jefe de servicio—. Mismo presupuesto, mismo personal médico.

Viendo que el director no se daba por satisfecho, el jefe de servicio indagó sobre el porqué de la pregunta, a lo que el director respondió:

—Este año ha habido una mayor rotación de camas, o lo que es lo mismo: un gran número de nuestros enfermos se han recuperado antes.

Y tras repasar lo que se había hecho, el jefe de servicio concluyó:

—Lo único que ha variado este año es que nos hemos reunido una vez por semana, durante una hora y media, con el doctor Balint, pero no creo que sea la razón de tales resultados.

—En tal caso, le pediré al doctor Balint que este año repita la experiencia con facultativos de otro servicio y veremos qué sucede —dijo el director.

Así se hizo, y los resultados fueron los mismos, por lo que desde entonces el doctor Balint se ocupó de trabajar con sus colegas aquellos aspectos que aparentemente no tenían cabida en el día a día de un hospital.

Después de escuchar fascinada este relato, le pregunté al doctor Jaite cómo había llegado a su conocimiento esta historia y cómo podía saber más acerca de la misma.

—Así me la contaron a mí. ¿No es cierto que has entendido perfectamente el espíritu y la finalidad con que se originaron los grupos Balint?

Asentí para hacerle saber que me había quedado muy claro.

—*Se non è vero, è ben trovato*... —añadió.

El primer grupo a cargo del doctor Balint se formó en 1950 con médicos en ejercicio y, a partir de entonces, cada uno de los llamados «grupos Balint» estuvo coordinado por un facilitador capacitado para ello y compuesto por médicos no psicoterapeutas que buscaban mejorar las relaciones con sus pacientes. Desde el principio contribuyeron a la humanización de la medicina y tuvieron mucho éxito en Gran Bretaña y en otros países, particularmente en Francia.

En la actualidad, el método Balint se sigue utilizando con éxito en los hospitales, y yo lo aplico en el ámbito del trabajo en las empresas, en las familias y en los equipos deportivos.

En los grupos Balint se comparten las experiencias del día a día en el trabajo, así como las emociones y los sentimientos derivados de ellas, y se tiene la inestimable oportunidad de preguntar al otro el porqué de sus acciones, lo que ayuda a establecer unos puentes de comunicación y diálogo claves para unas relaciones interpersonales saludables. Ya sea en el trabajo, en casa o con los amigos, nos dedicamos a presuponer qué es lo que el otro piensa, quiere o siente, y este método permite averiguarlo de primera mano.

Es un grupo de reflexión a la vez que un instrumento de investigación, enseñanza y aprendizaje de las relaciones entre las personas, así como de las emociones propias. La dinámica de trabajo de un grupo Balint permite a cada integrante mirar y mirarse en las actitudes y las respuestas de los demás.

En realidad, es un análisis continuo de los efectos de toda acción, lo que permite realizar ajustes. Es un grupo de escucha activa y de apoyo para todos sus integrantes que cumple una doble función: preventiva y de mejora, tanto de la vida personal como de la profesional.

No es un grupo de autoayuda ni una terapia. Es un grupo de trabajo bajo la dirección de un facilitador acreditado cuyo objetivo es trabajar el *self* profesional de cada uno. Aquí se habla de todas aquellas cosas para las que habitualmente, debido al ritmo diario, nunca encontramos el lugar, el tiempo ni el interlocutor de forma que pueda darse la reflexión.

Aunque es más que probable que cualquiera de nosotros cuando asiste a un grupo de trabajo tenga en su inconsciente, entre otras muchas, una expectativa terapéutica de esta experiencia, su finalidad no es esta. La metodología Balint permite a los participantes hablar sin temor a ser juzgados, a escuchar al otro y ser escuchado por todos. Hablar no va a cambiar lo que sucedió, pero sí el modo en que nos afecta.

Como hemos visto, los primeros grupos se formaron con médicos, más tarde con profesores y, hace muchos años, inicié en ESADE Alumni los «Grupos de dinámica empresarial. Método Balint» con altos ejecutivos, directores de Recursos Humanos y propietarios de empresas familiares.

Después empecé a aplicar este método con entrenadores de tenis. Algo más tarde con los integrantes del *staff* técnico del primer equipo de fútbol y de baloncesto de uno de los clubes deportivos más exitosos del mundo, el F. C. Barcelona. Y posteriormente lo utilicé en el mundo de la restauración, en El Celler de Can Roca, reconocido con tres estrellas Michelin, proclamado dos veces el número uno del mundo y, en los últimos diez años, situado siempre entre los cinco mejores.

En la medicina, en la empresa y en el deporte pasan cosas que no se explican con la lógica interna de cada uno de esos ámbitos, pero los tres tienen una lógica común en lo que se refiere a la gestión de las personas. A veces nos olvidamos de que los enfermos, los trabajadores de una empresa y los jugadores de un equipo son personas.

Hay médicos que trabajan con enfermedades y los hay que trabajan con enfermos. Hay empresarios que trabajan con los datos del negocio y los hay que trabajan con las personas que colaboran en su compañía. Hay entrenadores que preparan un partido y los hay que preparan a sus jugadores para un partido.

De todo lo que leas en este libro, no hay nada que no sepas ya; en todo caso, quizás no sabes que lo sabes. El otro día, al finalizar una charla que dirigí a un gran número de jóvenes con una sólida formación y a punto de iniciar su andadura en el mundo profesional, algunos me comentaban entusiasmados lo innovador que les parecía lo que habíamos trabajado durante la jornada de formación, y les respondí que, de tan antiguo y básico como era, parecía nuevo.

5

Cuidar a las personas

Cuando fui contratada en 2003 por el F.C. Barcelona, en el que presté mis servicios hasta 2018, uno de sus directivos me manifestó su sorpresa y su extrañeza ante el hecho de que un club de fútbol contratara a una psicóloga. Su curiosidad era lógica puesto que, en más de cien años de existencia del club, jamás había existido la figura del psicólogo como integrante del *staff*.

Le comenté que si tenemos en cuenta que un club de fútbol funciona con un equipo de jugadores, es decir un grupo de personas; que estos a su vez son arbitrados por personas, los árbitros; que el club está dirigido por un grupo de personas que son los directivos y entrenado por otro que son los entrenadores; que a estos los siguen y analizan otros grupos de personas, como son los aficionados y los periodistas, pues bien, tampoco era nada extraño que, dado que estábamos en el siglo XXI, contara en su nómina con un profesional de las personas.

Lo entendió y acto seguido preguntó cuál iba a ser mi cometido.

—Cuidar a los entrenadores y a los jugadores —le respondí.

—¿A los entrenadores? ¿Por qué?

—Porque son el eslabón más débil de la cadena. Si el equipo no funciona, la directiva no dimitirá y tampoco cambiará a los jugadores. En cambio, sí despedirá al *staff* técnico.

—¿Cuidar? —siguió preguntando con perplejidad—. ¿Qué quieres decir con «cuidar»? ¿Y no harás nada más?

Después de hablar con él, me quedé con la impresión de que mi cometido en el club le había parecido muy simple.

Pero no hay acción simple: por el simple hecho de hervir el agua se reduce la mortalidad en según qué lugares y por el simple hecho de lavarse las manos disminuye el contagio de la gripe. ¡Bienvenida sea la simplicidad!

En realidad, en esta vida se puede hacer de todo, también cuidar de otros, siempre y cuando se sepa por qué se hace.

Y la palabra «cuidar» está tan en desuso que me temo que acabará por desaparecer del vocabulario. Cada año, hay un día en que la Real Academia de la Lengua Española comunica qué palabras nuevas, debido a su uso generalizado, incluye en el diccionario y cuáles retira por su falta de uso. Ese día leo con urgencia y preocupación en primer lugar cuáles ha retirado, por si «cuidar» se encuentra entre ellas.

La palabra «cuidar» es muy especial y sus antónimos, como «desatender» o «abandonar», expresan la gravedad de la falta de cuidado. Si a una persona la cuidas, tenemos a una persona cuidada. Si a una persona no la cuidas, tenemos a una persona deteriorada, y jamás rendirá todo lo que puede porque no se sentirá bien. Es más, una persona que no se siente bien hará todo lo posible para que los que están a su alrededor se sientan como ella, o sea mal.

La necesidad de sentirse cuidado aparece en el mismo instante en que nacemos. El ser humano es un mamífero vertebrado que nace prematuro y esta prematuridad nos acompañará hasta la muerte.

¿Qué quiero decir con esto? Que si el ser humano cuando nace no tiene a alguien a su lado que le dé de comer y le proteja del frío o del sol, muere. Nacemos con una dependencia absoluta del otro. Transitamos por la vida en un estado de independencia relativa, ya que en un momento u otro vamos a necesitar de alguien. Y en la vejez, volvemos a la dependencia absoluta.

Esto significa que el otro siempre va a estar presente en nuestra vida. Para bien o para mal, necesitamos del otro. Y que esté ahí es muy gratificante, pero que no esté es muy angustiante.

Las dos finales de Daniel

Daniel es un joven entrenador de tenistas profesionales muy querido por sus jugadores. La razón de ello es que vive su trabajo con tal intensidad que a los chicos no les queda otra que compartir ese amor al trabajo. Daniel quiere a los tenistas con los que trabaja y estos, al sentirse queridos, corresponden a su cariño.

Cuando me reuní con Daniel para conversar acerca del trabajo con jugadores adolescentes, él no solo hablaba de los avances técnicos, de los planteamientos tácticos, del gran trabajo físico que estaban haciendo, de los muchos partidos que sus tenistas estaban ganando cuando a priori no eran favoritos, sino que incluía su preocupación por cómo podía ayudar anímicamente a uno de ellos que estaba viviendo una situación dolorosa en su casa debido a la mala relación entre sus padres y cómo este hecho podía influir en su rendimiento. Preguntaba qué podía hacer él para ayudar a otro de sus pupilos a superar la muerte de su abuelo, por el que sentía devoción, y un sinfín de cuestiones sobre sus jugadores que tenían que ver más con la persona que con el hecho de ser tenista.

Los chicos, sin prisa pero sin pausa, iban ascendiendo en el ranking de su categoría, lo que se traducía en que la cantidad de torneos en el que participaban era mayor y el número de rondas que pasaban en cada uno de ellos también.

Esto, que era una satisfacción para Daniel, al mismo tiempo empezaba a causarle inquietud.

—Ahora voy con mis jugadores a los torneos, puedo estar con ellos, ver sus partidos y comentarlos juntos. Siempre he podido asistir a todos porque se celebraban en días y horas diferentes, pero llegará un día en que dos de ellos jueguen a la misma hora en torneos diferentes.

Y ese día llegó. Daniel estaba contento porque dos de sus tenistas habían llegado a la final, pero los partidos se celebrarían a la misma hora en dos localidades distantes, por lo que le sería imposible estar en los dos lugares a la vez.

Daniel habló con ellos y les comunicó que en esta ocasión no iba a acompañarlos dado que no podía estar con los dos al mismo tiempo. Sin embargo, como los padres y algunos familiares sí iban, no estarían solos.

—Debe de ser muy triste que juegues una final y no vaya nadie de los tuyos a verte. Imagínate que ganas y no tienes con quién celebrarlo —me comentó Daniel—. O que pierdes y no tienes a nadie que te consuele…

Sin embargo, un hecho totalmente imprevisto trastocó el curso de los acontecimientos. Los padres de uno de los jugadores, el día antes y mientras se desplazaban hacia el lugar en el que se iba a jugar la final, sufrieron un accidente de tráfico que no revestía gravedad pero que les impedía acompañar a su hijo.

Daniel me comentó lo sucedido con gran preocupación, no por el estado de los padres del chico, que estaban bien, sino porque este se hallaba sumido en un mar de dudas.

—Creo que debería estar con él. Me cuesta imaginármelo jugando la final solo, sin nadie a quien dirigir la mirada en busca de ánimo cuando las cosas no salen como uno desea. Pero a la vez siento que el otro puede pensar que, como entrenador, no los estoy tratando a los dos por igual.

Después de darle muchas vueltas, Daniel decidió que debía acompañar al tenista cuyos padres no podrían estar a su lado, y pensó que el otro lo comprendería. ¡Era tan lógica y tan humana su decisión…!

Y llegó el día de las finales.

El jugador al que acompañaba Daniel jugó un buen partido y ganó el torneo.

Sin embargo, el otro no pudo ganar la final.

—Tendrías que haber visto qué momento tan difícil a nivel emocional fue para los tres cuando nos reencontramos al día siguiente para entrenar como todos los días —me contó Daniel—. La verdad es que palabras hubo pocas, pero con la mirada lo decíamos todo…

Después de un silencio, Daniel prosiguió.

—El tenista al que no acompañé me dirigió una mirada que expresaba su decepción, como si lo hubiera traicionado. Como si hubiera perdido la final por haberlo abandonado —me explicó compungido—. El que ganó, al percibir esta mirada, casi no se atrevía a comentar su victoria, como si esta hubiera sido conseguida con malas artes…

Daniel se sentía culpable ante el jugador derrotado, creía que le había fallado y, por más que racionalizaba una y otra vez que su presencia no tenía la trascendencia que él le adjudicaba, se sintió fatal durante un buen tiempo.

6

Todos necesitamos lo mismo para sentirnos bien

Una de las asignaturas que más he disfrutado y en la que más he aprendido de mis alumnos es «Relaciones humanas: análisis del comportamiento de las personas». El primer día de clase saludaba a los estudiantes con un «buenos días» y les invitaba a tomar nota del trabajo que tenían que presentar la semana siguiente. Por supuesto, mi petición no era bien recibida. Por sus miradas podía interpretar lo que estaban pensando: ¿cómo podía ser que, sin haber dado materia alguna, ya les estuviera pidiendo un trabajo?

Y el trabajo consistía en lo siguiente:

—Tenéis que comprar una planta, no hay preferencia ni presupuesto al respecto. La dejáis en casa, donde queráis, y durante el curso no podéis proporcionarle cuidado alguno. Únicamente tenéis que tomar una fotografía de la planta cada semana y traerla a clase para comentarla.

No hace falta que explique el desarrollo del trabajo y la presentación final del mismo. Era terrible ver cómo se iba deteriorando la planta, y más aún ver cómo terminaba. El trabajo en sí era sencillo, pero de lo más ilustrativo.

Con las personas sucede lo mismo: si no las cuidas se deterioran, indefectiblemente.

Cuando voy a comprar una planta, le pido al amable vendedor de la floristería que me indique qué cuidados necesita porque todas son diferentes. Hay plantas de interior y otras de exterior, unas precisan poca agua y otras mucha, unas requieren más luz, las hay que no toleran las corrientes de aire...

¿Qué pasa si a la que necesita mucha agua la regamos poco? ¿Qué pasa si a la que requiere poca luz la ponemos en una terraza? ¿Qué pasa si a la que es de exterior la metemos dentro de casa? ¿Qué pasa si a la que necesita abono no se lo suministramos? ¿Qué pasa si a la que precisa mucha tierra la ponemos en una maceta pequeña?

En realidad, todas las plantas necesitan lo mismo, lo único que varía es la cantidad. Y las personas también necesitamos lo mismo para estar bien, lo que nos diferencia es la cantidad, la dosis con la que nos sentimos cómodos.

Hay personas que necesitan mucho reconocimiento y otras que con algo menos ya están bien. Unas necesitan mucho que las escuchen y otras no tanto. Unas necesitan mucha atención y las hay que si son el centro de atención se sienten incómodas. Unas necesitan que las miren mucho y otras prefieren pasar desapercibidas. Unas necesitan el contacto físico con el otro y las hay que prefieren evitarlo.

Sin embargo, esto que resulta tan evidente con las plantas, cuando se trata de las personas, de sus emociones y sus sentimientos, nos parece diferente.

Probablemente sea porque nosotros somos capaces de razonar que la planta no es persona, y por lo tanto hacemos un esfuerzo para salir de nosotros y preguntarnos qué debemos hacer para que nuestra planta esté bien cuidada, tenga una vida más larga y nos acompañe más tiempo.

Algo que parece que no acostumbramos a hacer con nuestros congéneres. No creo que nos preguntemos, como sí hacemos con nuestras plantas, qué debemos hacer con quienes nos rodean para que se sientan mejor.

De hecho, siempre hay alguien cuyas plantas son la envidia del vecindario y algún que otro al que le hemos oído decir que a él se le mueren todas. Y todos hemos sentido en alguna ocasión la emoción y el sentimiento de gratitud hacia una planta que, gracias a nuestros cuidados, nos obsequia con una flor.

Pero tampoco es raro escuchar a alguien que, haciendo un alarde de generosidad y bonhomía y poniéndose como ejemplo a seguir, afirma: «Yo nunca le hago a nadie lo que no me gusta que me hagan a mí; siempre hago lo que me gustaría que me hicieran», y se queda tan orondo sin percatarse de que lo que acaba de decir es la declaración del egocentrismo máximo. Es el yo, yo y yo.

Si te importa el otro, si piensas realmente en él, lo lógico será hacer lo que le guste al otro. Es mucho mejor que hacer lo que te gusta a ti, porque ¿y si eso no le gusta al otro?

Cuando hemos de pensar en un regalo para alguien, ¿qué es más propio: pensar en lo que le gustará al otro o en lo que te gustaría que te regalaran a ti?

Tengo un amigo de la infancia con el que me pasa lo siguiente: cuando tengo que hacerle un regalo, voy a la tienda y, tras mirar detenidamente qué posibilidades hay, escojo lo que a mí más me horrorizaría que me regalaran. Jamás me atrevería a salir a la calle con la prenda que elijo para él. Tendrías que ver con qué satisfacción lleva la susodicha prenda a lo largo del tiempo, que es lo que me permite comprobar que no lo hace por quedar bien.

El mejor regalo es que hayan pensado en ti.

En la piel del otro

Es asombroso lo que nos cuesta salir de nosotros y ponernos en la piel del otro. Hace ya unos cuantos años recibí de una de las jugadoras de tenis con las que trabajaba una curiosa petición…

Inés era una adolescente enérgica, muy vital y con un gran futuro como deportista. Para su familia, el hecho de que despuntara en el tenis se vivía como un acontecimiento y cada uno deseaba colaborar con su granito de arena.

El padre trabajaba muchas horas como taxista para costear los entrenamientos y los viajes que requería la actividad de Inés, y sus hermanos sacrificaban con gusto los días de vacaciones familiares porque los dedicaban a acompañar a su hermana en las competiciones que tenían lugar por toda la península.

La madre era la encargada de acompañar a Inés a los torneos en los que participaba dentro de su comunidad. Con un pequeño utilitario, madre e hija iban de aquí para allá, sumando kilómetros y más kilómetros, cosechando victorias y alguna derrota.

La madre de Inés, antes de que su hija se iniciara en las pistas públicas del barrio, sabía de tenis lo que había visto por televisión, es decir nada, y para Inés era la acompañante ideal porque se sentaba en la grada, miraba el partido sin comprender gran cosa, ni siquiera por qué contaban los puntos de una forma tan extraña.

Con el tiempo, la madre de Inés empezó a entender de qué iba la cosa, y de ahí a opinar, aconsejar y abroncar a su hija había solo un paso. Un buen día, la acompañante ideal de Inés desapareció y de la mutación resultó una madre inquieta en su asiento, que le hablaba constantemente durante el partido y que en el trayecto de vuelta a casa era implacable en sus comentarios, la mayor parte de las veces desfavorables a su hija.

Inés estaba cada vez más angustiada y el agobio empezó a reflejarse en sus resultados. Y a medida que estos empeoraban, más se esforzaba su madre en colaborar. Cuando Inés le insinuaba que su actitud quizás no era la más adecuada ni servía de nada, el mensaje no llegaba al receptor.

Fue entonces cuando solicitó mi ayuda para ver si juntas podíamos hacer entender a su madre lo que ella necesitaba.

Al principio la madre no comprendía qué era lo que le pedía su hija.

—Mamá, a mí me gusta mucho que me acompañes a los torneos; es más, si no lo hicieras no podría competir, pero es mucho mejor que no me digas nada mientras estoy jugando y, si puede ser, no vayas de aquí para allá en la grada.

La madre me miraba como si no diera crédito a lo que estaba oyendo y quisiera que le tradujese lo que había dicho su hija.

Me limité a repetir lo que le había pedido Inés.

—¿Cómo voy a quedarme quieta y callada si veo que se está equivocando? Con la de kilómetros que me hago... ¿Encima no voy a poder decir nada? —me respondió. Y, dirigiéndose a Inés, le preguntó—: Entonces, según tú, ¿cómo tengo que estar?

Inés, intentando encontrar un ejemplo que ilustrara lo que quería decir, respondió:

—Como el poste de la luz.

—¿Como el poste de la luz? —repitió la madre, estupefacta.

—Sí, mami, el poste de la luz siempre está en el mismo sitio. Yo necesito saber que estás ahí. Y cuando me siento sola en la pista, saber que no lo estoy porque estás tú, y si te busco con la mirada, que la que me devuelvas sea de calma, no de enfado.

«Los niños de casa»

Voy a compartir en estas páginas el trabajo de una alumna que me sorprendió y que constituye un excelente ejemplo de que no existe una única manera de gestionar a las personas.

Pedí a los alumnos que describieran su experiencia profesional en el período de prácticas. La alumna en cuestión trabajó en una empresa de California, y su relato despertó de tal manera mi curiosidad que en mi siguiente viaje a California me fui hasta Berkeley para comprobar si su descripción era real o si el edén profesional que describía era producto de su imaginación.

En su trabajo contaba lo siguiente:

La selección que hacen en esta empresa no es por currículum ni por formación profesional sino por familiaridad; es decir, si tienes un familiar o un amigo trabajando allí tienes más posibilidades de que te contraten.

Cuando manifesté mi interés por entrar allí, fui contratada casi al instante ya que mi padre fue chico de los recados, mi hermana era camarera y mi tío era uno de los chefs.

Al llegar, me encontré con que algunos de mis compañeros eran ¡la tercera generación que trabajaba en el restaurante!, y que había varias parejas que se habían conocido allí. La empresa no lo contempla como un inconveniente, sino que se siente orgullosa de ello.

Para referirse a los hijos de los empleados, dicen «los niños de casa», y me contaban anécdotas de mi padre cuando trabajaba allí. Muchos se acercaban a decirme que seguro que yo no me acordaba, pero que ellos sí recordaban cuando iba allí de pequeña con mi padre.

Con el tiempo, algunos se han ido para abrir su propio restaurante. Generalmente, en otros sitios esto suele considerarse como algo que puede perjudicar a la empresa, sin embargo el equipo del restaurante se muestra orgulloso de sus compañeros, aunque ya no estén allí e incluso les hagan la competencia. Se considera que estos otros restaurantes son parte de la familia.

Cuando hay momentos de mucho trabajo, en los que se necesita ayuda externa, los hijos de los empleados mayores de edad vienen a echar una mano. Y tanto en la cocina como en la sala, además de en la oficina, hay un buen número de ellos que ya han estado allí en años anteriores.

Los embarazos no se viven como una enfermedad sino como un motivo de alegría, y cuando el bebé llega, lo cuidan entre todos, sobre todo los que están en la oficina.

Los propietarios favorecen y refuerzan que los empleados se conozcan entre ellos, por lo cual promueven que, quienes lo deseen, al final de su turno, puedan tomarse una cerveza o una copa de vino a cuenta de la casa mientras comentan cómo ha ido el día en una pequeña zona al aire libre que hay detrás del restaurante, donde nos juntábamos para charlar un rato.

La relación entre los trabajadores va más allá de ser compañeros. Hacíamos cantidad de planes juntos: acudir a partidos de béisbol, salir a cenar, ir de fiesta, al cine, etc.

En el tiempo que estuve allí hice grandes amistades que todavía mantengo.

Cuando el primer día de clase usted comentó que para retener talento hay que cuidar a las personas, ya que cuanto mejor se sientan mayor será su entrega, no he visto nunca en este aspecto una empresa tan por la labor.

¡Son tantas las pequeñas cosas que hacen que quien trabaja allí esté a gusto!

El restaurante en el que la alumna trabajó ya casi ha cumplido cincuenta años de vida y en su momento estuvo considerado entre los cuarenta mejores del mundo.

Se llama Chez Panisse y abrió sus puertas con la idea de crear un espacio en el que se pudiera comer como si se estuviera en la propia casa o en la de un amigo. La idea fue de Alice Waters y lo abrió con el productor de cine Paul Aratow, profesor de literatura comparada en la Universidad de Berkeley.

Cabe señalar que ninguno de los dos tenía conocimientos culinarios ni formación en dirección de empresas. En sus inicios contrataron para trabajar en el restaurante a amigos y compañeros de universidad, pero sobre todo a personas que compartieran su filosofía de vida marcada por el Free Speech Movement (Movimiento por la Libertad de Expresión), que en aquellos momentos había revolucionado la Universidad de Berkeley.

El restaurante se centra en la materia prima más que en la técnica, y desde su apertura ha creado una red basada en la relación directa con los proveedores: agricultores, ganaderos y lecherías locales.

Hoy en día, Alice Waters es un referente en la gastronomía estadounidense, considerada «madre» de la cocina californiana y pionera en el concepto *slow food.*

7

Los límites son una referencia, nunca un freno

Cuidar a las personas es una inversión, no un gasto.

Cuidar es querer, no mimar.

Cuidar quiere decir proteger, no sobreproteger.

La sobreprotección no es compatible con la evolución natural ya que no te permite crecer.

Cuidar significa poner límites y los límites son el ansiolítico natural más potente que existe. Los seres humanos necesitamos que nos pongan límites.

Qué diferente es la situación si te han explicado en qué consiste tu trabajo, a qué hora empieza y a qué hora termina, hasta dónde debes hacer y de dónde no debes pasar, a que no sepas exactamente cuál es tu responsabilidad, ni cuándo empieza o termina tu trabajo y qué es lo que no debes hacer. Esto último es mucho más estresante, ¿verdad?

El ser humano precisa de límites ya que de lo contrario entra en caos, es decir, se caotiza.

Como señala Donald W. Winnicott en *El hogar, nuestro punto de partida*, «los niños no sacan ningún provecho de vivir en un grupo caótico, y tarde o temprano, ante una falta de dirección firme, uno de ellos se convertirá en dictador».

Y no hay que olvidar que los adultos somos niños vestidos de adultos.

Si observamos cómo se comporta un niño, es fácil ver que va probando hasta que algún adulto le dice basta, y así aprende hasta dónde puede llegar y de dónde no debe pasar.

Los adultos hacemos lo mismo. Que nos pongan límites es una forma de saber cuánto le importamos al otro. Hay pocas vivencias tan decepcionantes como comprobar que lo que estamos haciendo pone en juego nuestra salud, nuestro trabajo o nuestro futuro y que nadie nos lo señala.

Seguro que alguna vez hemos visto que alguien a quien no conocemos de nada se comporta de un modo que deja mucho que desear. Es fácil que nos venga a la cabeza: «¿No tendrá un amigo o alguien que lo quiera que le diga algo al respecto?». Es decir, que le ponga límites.

Los adolescentes sufren cuando no se sienten queridos como ellos desearían. En mi consulta, un chico me explicaba:

—Cuando salgo por la noche el fin de semana, quizás bebo más de lo que debería. A veces llego a casa en un estado que no es el ideal.

—¿Y qué te dicen tus padres? —le pregunto.

—No se enteran. ¿Sabes?, a veces envidio a los amigos a los que sus padres, cuando llegan a casa, sea la hora que sea, les hacen ir a decir que ya han llegado y quieren saber cómo están.

Y al preguntar yo el porqué de la envidia, la respuesta es:

—Porque se preocupan por ellos, y eso hace que te sientas más querido.

Si por algún motivo te saltas los límites y sabes que hay alguien que está pendiente de ti, te sientes cuidado y por tanto querido.

En su libro *No hay padres perfectos*, Bruno Bettelheim recoge los términos «aceptable o suficientemente bueno» que acuñó Donald W. Winnicot. Cuando a este terapeuta de familias se le preguntaba cómo creía que debían ser unos padres perfectos, su respuesta era: «En mi dilatada experiencia profesional, he visto a padres que desde la teoría eran unos padres perfectos y sus hijos no andaban bien por la vida, y he visto a padres que me parecía que educaban a sus hijos de una forma terrible y estos iban bien por la vida... Por lo que más que definir a unos padres perfectos, me atrevería a definir lo que son unos progenitores suficientemente buenos o aceptables, y son aquellos que cuando han de estar están y cuando no han de estar no están».

Siempre me ha parecido una definición precisa y preciosa para aplicar no solo a los padres, sino también a la pareja, a los jefes y a los entrenadores en el mundo del deporte.

Aunque los adultos pensemos que no hace falta que nadie nos ponga límites porque ya sabemos cuáles son, lo cierto es que no siempre es así.

Cuántas veces no tenemos claro cuál es nuestra función o hasta dónde llega nuestra responsabilidad y nos sentimos desamparados. Si aparece alguien que te aclara o delimita tu trabajo o responsabilidad notas un gran alivio y te quedas más tranquilo. El hecho de que alguien te señale los límites tiene un efecto ansiolítico. Por el contrario, si preguntas a alguien hasta dónde o de qué manera debes o puedes moverte y no encuentras respuesta, te genera ansiedad.

La pregunta que surge cuando pensamos en los límites es: ¿hasta cuándo tienen que poner límites? ¿Hasta qué edad hemos de dejar que nos pongan límites?

Salim Ismail, fundador de la Singularity University, afirma: «La creatividad, como las matemáticas o la música, solo se lleva a cabo dentro de unas normas. Debes someterte a ellas para que cuando llegues a dominarlas, puedas saltártelas y seguir creciendo».

Podría parecer que los límites son un límite, pero eso es solo un juego de palabras. Los límites son una referencia, nunca un freno, y están para seguirlos cuando es necesario y para saltárselos en los momentos que hace falta.

Antiguamente, en la escuela a los niños se les enseñaba a pintar con esta consigna: no te salgas de la línea. Desde hace tiempo, tras las aportaciones de Piaget, Decroly, Montessori, Dewey, etc., pioneros en un nuevo modelo de educación, además de pintar sin salirse de la raya también se practica el dibujo libre, en el que cada niño se puede expresar a su antojo. Pero no hay que perder de vista que para poder expresarse libremente se han de dar las condiciones para ello.

8

Tres cosas imprescindibles que nunca te enseñarán

Desobedecer

En la vida, el obediente llega donde quiere el que manda; el desobediente, al lugar al que él desea. Aquí la pregunta que surge es: entonces ¿por qué nos cuesta tanto desobedecer?

Para responder hemos de remontarnos a nuestra infancia. Algunas de las frases que más oíamos de nuestros mayores eran: «¡Qué guapo eres!, ¡qué obediente!», «Así me gusta, que seas obediente...» y «Mira qué obediente y qué guapo es tu hermano, no como tú, que no haces caso».

Asociamos en lo más profundo de nuestro ser que obedecer es hacer feliz al que manda y, a cambio, obtenemos una recompensa en forma de reconocimiento. Entendemos que ser obediente está bien considerado.

Es cierto que cuando somos pequeños no distinguimos lo que nos conviene de lo que no, y ahí surgen nuestras figuras de referencia, que en teoría sí saben lo que es mejor para nosotros y por eso las obedecemos.

Pero luego nos hacemos mayores, con criterio y valores propios, que no tienen que ser exactamente los mismos que los de aquellos a los que obedecíamos de niños. Y cuando queremos ponerlos en práctica somos tildados de desobedientes, casi con el tono que se utiliza para los traidores: «¡Cómo osas desobedecer!».

Si la desobediencia tiene como resultado algo positivo, ese resultado pasa por encima de la desobediencia y la respuesta de quien ha sido desobedecido puede ser algo como: «¡Mira que eres tozudo!», en tono condescendiente.

Pero si la desobediencia no tiene un final feliz, sobre el «desobediente» caen los rayos y los truenos del desobedecido y un comentario mordiente: «Lo ves, esto te pasa por no hacerme caso». Así, sin darnos cuenta, terminamos llegando a la conclusión de que si uno quiere evitarse problemas en esta vida lo mejor es ser obediente.

Así como disponemos de unos test que permiten medir nuestras capacidades y decimos que alguien es más o menos inteligente o más o menos hábil en función de la puntuación obtenida, en su momento descubrí que los perros también tienen su ranking de inteligencia.

El doctor Coren, licenciado en Psicología y doctor por la Universidad de Stanford, clasifica a los canes en varios niveles de inteligencia. En el nivel inferior estarían los perros que pasan por la vida de las personas con las que conviven sin enterarse de gran cosa de lo que ocurre a su alrededor.

En el siguiente nivel estarían aquellos que entienden algunas de las cosas que se dicen. Puede ser que la familia con la que convive el perro esté sentada en el salón de la casa y alguien comente que habría que ir pensando en preparar la cena. Nadie se mueve de su silla, sin embargo el perro se levanta y se dirige hacia la cocina. O bien, si se dice en voz alta que hay que sacar a pasear al perro, este va hacia la puerta moviendo la cola. Es evidente que este perro algo está entendiendo.

En otro nivel más evolucionado están aquellos que no solo entienden lo que oyen, sino que cuando les das una orden la llevan a cabo. Por ejemplo, si a un perro se le pide que te traiga la pelota o el trozo de rama que has lanzado lejos.

En el nivel de los considerados como más inteligentes se encuentran aquellos que no solo entienden y hacen lo que se les pide, sino que cuando reciben una orden que puede poner en peligro la vida de la persona a la que acompañan no la obedecen. En este grupo están el golden y el labrador retriever, que son los que acompañan a los ciegos.

Pues bien, si esto lo hacen los perros inteligentes, ¿serán personas inteligentes las que siempre obedecen? Vale la pena pensar en ello...

El MIT Media Lab, un centro de investigación interdisciplinar dentro del MIT (Massachusetts Institute of Technology), ha creado un premio con una dotación de 250.000 dólares, financiado por Reid Hoffman, cofundador y director ejecutivo de LinkedIn, para quienes rompan las reglas. En palabras de Joi Ito, director del MIT Media Lab, «solo es posible avanzar saltándose algunas normas. No puedes cambiar el mundo siendo obediente».

Según Ethan Zuckerman, director del Center For Civic Media del MIT y uno de los impulsores del premio, «hay que repensar el término "desobediencia" para quitarle la carga peyorativa y considerar que puede existir una desobediencia útil y constructiva con un impacto social positivo».

Decir no

Una de las cosas que solemos pensar es por qué decimos que sí cuando queremos decir que no. Y no nos ha pasado una, ni dos ni tres, sino cientos de veces.

Ante una propuesta, una súplica, una imposición o una amenaza, nuestra primera reacción es decir que no y, para nuestra sorpresa, nos escuchamos respondiendo que sí. Cuando nos hemos repuesto de la perplejidad, empezamos a sentirnos mal y nos preguntamos con irritación por qué.

Este hecho es todavía más sorprendente si observamos lo que ocurre en los niños, ya que, por regla general, aprenden a decir que no antes que a decir que sí. Podemos pensar que se debe a que anatómicamente es más fácil decir que no. Y volvemos a sorprendernos cuando descubrimos que se mueven más músculos para decir que no que para decir que sí.

¿Qué sentido tiene que aprendamos lo difícil antes que lo fácil?

Desde el punto de vista del aprendizaje evolutivo, las diferentes etapas se suceden de lo menos complejo a lo más complejo, es decir, de lo fácil a lo difícil. Debe de haber una razón muy poderosa para que en el caso de decir «no», esto no sea así.

Desde el punto de vista de la psicología, algunos autores señalan que se debe a la cantidad de veces que se le dice al niño que no: «No toques eso», «No llores», «No tengas miedo», «No hables mientras los mayores hablan», «Eso no se come», etc.

Si nos fijamos, observaremos que los pequeños dicen que no de manera espontánea con mucha frecuencia: «No quiero esto», «No quiero aquello», «No quiero ir allí», «No quiero comer», «No quiero ir a dormir», «No quiero hacer la gracia», «No quiero», etc.

En cambio, como decíamos antes, en nuestro comportamiento adulto, el número de veces que de pequeños decíamos que no es inversamente proporcional al número de veces que ahora decimos que sí.

¿Qué ha sucedido en el trayecto de niño a adulto con nuestra libertad y nuestra espontaneidad? ¿En qué parte del camino se nos ha perdido la capacidad para expresar abiertamente nuestros deseos?

¿Por qué cuando queremos decir que no decimos que sí?

La respuesta es tan simple como potente: porque buscamos que nos quieran.

Es así de fácil y de difícil al mismo tiempo.

Lo que da sentido a la vida es querer y ser querido. Todos nuestros actos, esfuerzos, sacrificios y demás acciones tienen como motivación el deseo de sentirse querido.

A veces nos quedamos perplejos ante según qué conductas, no damos crédito a lo que estamos viendo. Otras veces nos cuesta creer lo que nos están contando acerca de determinada persona. Y le damos vueltas y más vueltas al porqué de comportamientos que parecen no tener sentido ni fundamento. Pero sí que lo tienen y mucho, porque para que nos quieran somos capaces de hacer lo inimaginable.

Hay pocas emociones que produzcan tanto bienestar como sentirse querido, y es en el trayecto de niños a adultos cuando vamos descubriendo que a la gente no le gusta que le digas que no.

Pongámonos en modo «observador neutral» ante la siguiente escena:

Max tiene dos años y está en brazos de su madre, Alicia. En ese momento llaman a la puerta y ella abre.

Es Isabel, la vecina, que al ver al niño exclama, haciendo gestos con las manos: «¡Qué niño tan guapo! ¿Quieres venir conmigo?».

El niño responde que no, moviendo la cabeza de izquierda a derecha repetidas veces. ¿Dónde va a estar mejor Max que en brazos de su madre?

La reacción de Isabel no se hace esperar y le dice a Max con voz molesta: «¡Ah!, muy bien, pues cuando vengas a mi casa no te daré caramelos». Esta respuesta deja a Max perplejo ya que no entiende por qué de repente Isabel está enfadada si había llegado tan contenta y sonriente.

Isabel sigue intentando que Max vaya con ella, esta vez con otra táctica: se pone a hacer pucheros y dice lloriqueando: «¡Qué triste estoy porque no quieres venir conmigo!». Y sigue: «Pues si tú no me quieres a mí, yo tampoco te quiero a ti».

El ambiente feliz y plácido que Max vivía minutos antes de la aparición de Isabel se ha evaporado y coincide con la declamación honesta y sincera de un no.

El niño descubre, sin entender por qué y a muy temprana edad, que su mamá es más partidaria de decir que sí, ya que lo deja solo con su no y le dice que Isabel es muy guapa y ha de ir con ella porque si no se van a poner tristes las dos, y lo entrega a los brazos de la vecina...

Una experiencia como esta, o cualquier otra con idénticos principio y final, es decir, una petición y como respuesta una negación, es la primera de las muchas veces en la vida que experimentaremos que decir que no genera una violencia emocional en el que ha recibido la negativa y que su reacción difícilmente va a ser amable y beneficiosa para nosotros. Consecuentemente, para evitar la represalia cada vez nos costará más decir que no.

Pero, paradójicamente, en la vida nos encontramos con más situaciones en las que la respuesta deseada y conveniente para nosotros es que no, y hay que escoger entre el bienestar del otro y el propio.

Al mismo tiempo, descubriremos que decir que no nos hace sentir mejor y que, aunque nos parezca que alguien nos quiera un poco menos, el mundo sigue girando y los que nos quieren de verdad nos tienen más respeto, precisamente porque sabemos decir que no.

¿Alguien se fía del que siempre dice que sí? ¿Qué criterio tiene el que lo acepta todo? «La autoridad se gana si uno tiene la capacidad de decir no sin miedo», nos dice el neuropsiquiatra Jorge Barudy.

No todas las personas que han dicho «no» han hecho historia, pero todas las que han hecho historia han dicho «no» en el momento preciso.

El egoísmo

Si hay una palabra que tiene mala prensa en nuestra sociedad es «egoísmo».

Es más que probable que se deba a que nuestra cultura está inmersa en la religión judeocristiana, en la que el prójimo es el principio y el fin de nuestra existencia y al que debemos anteponer en cualquier situación y circunstancia.

Desde el punto de vista moral o religioso, que no voy a entrar a juzgar aunque respeto las creencias o la ética de cada uno, es posible que así sea, pero desde el punto de vista de la supervivencia solo el egoísta sobrevive.

En algún momento de nuestra vida hemos constatado que si nos sentimos bien, tratamos mejor a los demás. Es decir, cuanto mejor estemos nosotros, también lo estarán los que nos rodean. Así, para cuidar de los demás hemos tenido que conseguir que se dé una premisa básica en nuestra vida: cuidar de nosotros mismos primero.

Cuando en una conferencia, seminario o formación planteo el tema del egoísmo desde esta perspectiva, indefectiblemente hay algún asistente que en el turno de preguntas me dice que lo siente mucho, pero que no comparte mi opinión. El comentario habitual es: «Me han educado en la generosidad, en el espíritu de servicio, en que lo primero es pensar en los demás, y al escuchar lo que usted ha dicho me he sentido desconcertado y no puedo estar en absoluto de acuerdo».

Tras decirle que comprendo perfectamente lo que está diciendo y que desde el punto de vista moral o religioso es más que probable que tenga razón, desde el punto de vista de la supervivencia no es así. Y para que entienda lo que pretendo explicar, pongo como ejemplo un hecho concreto.

Cuando subimos a un avión, ya sea el sobrecargo o un vídeo explicativo, siempre se nos recuerda dónde están las salidas de emergencia y que en caso de tener que abandonar el avión no lo hagamos con nuestras pertenencias porque esto dificulta la salida de los demás pasajeros; nos indican que el chaleco salvavidas está bajo el asiento y nos explican cómo debemos ponérnoslo, y lo más importante: «En caso de despresurización de la cabina, bajará una mascarilla, tire de ella, colóquesela usted antes que a los demás y después ayude al resto a colocársela».

No creo que haga falta comentar nada más.

9

¡Cómo nos gusta que nos escuchen!

Un directivo de empresa me comentaba un día:

—Con la cantidad de decisiones importantes que tengo que tomar y mis colaboradores me hacen perder un montón de tiempo contándome sus proyectos.

Mi respuesta fue que escuchar es una inversión, no un gasto. Escuchar es como regalar. Sí, has leído bien.

Antes de llegar a ese momento culminante que es la entrega del regalo, es necesario hacer una serie de cosas: hay que tener en cuenta al destinatario (a todos nos gusta que piensen en nosotros), hay que reflexionar sobre qué le puede gustar (seguimos pensando en él), debemos desplazarnos o comprar el regalo por internet (estamos centrados en él), entregarlo (estamos con él), observar cómo lo recibe (ahí seguimos estando) y prestar atención a lo feliz que le hace el regalo (¡encima lo escuchamos!). Cuando pasa el tiempo y miramos o usamos aquello que nos regalaron, nos recuerda todo lo que alguien hizo por nosotros. ¡No se puede pedir más!

Con la escucha sucede lo mismo que cuando regalamos algo, es necesario hacer una serie de cosas al tiempo que es cuchamos: hay que mirar al interlocutor o estar atento por teléfono (a todos nos gusta que nos miren cuando explicamos algo), al preguntar mostramos interés (lo sentimos cerca) y le dedicamos una parte de nuestro tiempo (acostumbramos a ser generosos con quienes nos importan).

No se trata solo de escuchar, ¡es mucho más! Y hay pocas cosas que nos gusten tanto como que nos escuchen. Por eso resulta tan motivador.

Cuando nos encontramos con un amigo al que apreciamos y hace tiempo que no vemos, nos entran ganas de ponernos al día de nuestras vidas. Es fácil detectar por el tono de alegría en el saludo que hay deseos de volver a verse. Y después de intercambiar teléfonos o comprobar que es el mismo de antes, es habitual decir: «Nos llamamos y quedamos un día para hablar».

¡Para hablar! Nadie hace mención a escuchar. ¡Nadie queda para escuchar!

Y, sin embargo, resulta muy frustrante querer explicar algo y que no te sientas escuchado. Porque, volviendo al ejemplo anterior, si quedamos con ese amigo para ponernos al día y, nada más llegar, se pone a hablar sin parar, es probable que esperemos con impaciencia a que en algún momento haga una pausa y así poder intervenir nosotros y que escuche acerca de las novedades de nuestra vida. Pero este momento parece que no llega nunca y de repente el otro nos dice, mirando alarmado su reloj:

—Oh, me tengo que ir, si no voy a llegar tarde a…

Tras un primer momento de alivio al cesar el torrente de palabras, sentimos enfado porque hemos estado escuchando un buen rato y a nosotros no nos ha escuchado nadie.

Hay una gran oferta de seminarios, cursos y formaciones en general para aprender a hablar: hablar en público, hablar para convencer, hablar para vender, hablar para seducir... En cambio, no tengo noticia de sesiones formativas para aprender a escuchar, aunque sí alguna que otra propuesta: escuchar a tu pareja, escuchar a tus padres, escuchar a tus hijos, escuchar a los amigos, escuchar a los vecinos, escuchar a tus compañeros de trabajo, escuchar a tus colaboradores, escuchar a los componentes de tu equipo, escuchar a los que no piensan como tú, escuchar a los que viven una vida diferente a la tuya, escuchar, escuchar y volver a escuchar... ¡Qué beneficioso sería para todos acudir a un seminario para aprender a escuchar!

En numerosas ocasiones, todos hemos tenido la certeza de que mientras hablamos o mostramos nuestros sentimientos, nuestro interlocutor no solo no nos está escuchando sino que está preparando y ordenando los argumentos de lo que quiere decir. Y este no es el peor de los casos, porque es bastante habitual que nos interrumpa, lo que demuestra inequívocamente que lo que estamos diciendo le importa cero, o sea nada.

¿Cómo nos sentimos cuando no le importamos nada al otro? Mal o muy mal. Por ello la conversación, la negociación, el debate, etc., no tendrá un buen final. No solo no se conseguirá lo que buscábamos, sino que obtendremos el efecto contrario.

«Hablando se entiende la gente», dice el refrán, pero aunque el refranero español suele ser muy certero, en este caso creo que hay un margen de mejora, porque quizás es más veraz afirmar: «Escuchando se entiende la gente».

En 2010, Ronald Epstein, profesor de Medicina de la Universidad de Rochester, en su conferencia «Mi médico no me entiende» (en CosmoCaixa, Barcelona), contó que, según sus investigaciones, un médico tardaba veintitrés segundos de promedio en interrumpir a su paciente mientras este explicaba lo que le ocurría o el motivo por el que acudía a la consulta.

En noviembre de 2016, la Asociación Estadounidense de Medicina y de la Salud Pública inició una campaña para la mejora de la relación médico-paciente tras conocer un informe que ponía de manifiesto que los galenos suelen interrumpir a sus pacientes dieciocho segundos después de que estos empiecen a hablar.

En julio de 2018, el *Journal of General Internal Medicine* publicó un nuevo estudio elaborado por científicos estadounidenses y mexicanos. Uno de ellos, Naykky Singh Ospina, grabó para su posterior análisis sesiones entre médicos y pacientes en la Clínica Mayo y en su red de centros de Minnesota y Wisconsin. El resultado fue que, de promedio, los médicos tardan once segundos en interrumpir a sus pacientes. Y quedó patente que los especialistas los interrumpen antes que los facultativos de atención primaria.

Como hemos visto, la falta de escucha va a más. Y no es un fenómeno local sino universal; tampoco es algo de última hora, sino que viene de antiguo. Y, sobre todo, la falta de atención no es algo inocuo, sin consecuencias ni reacciones, porque no sentirse escuchado genera violencia.

En estos últimos años, tanto en mis conferencias como en sesiones de formación en diferentes empresas hay dos preguntas recurrentes entre los asistentes.

La primera es: «¿Cómo podemos conseguir el compromiso de los integrantes de nuestros equipos de trabajo?». A ella respondo que hay que generar confianza. Nadie se compromete con alguien de quien no se fía. La confianza es la semilla del compromiso, y se construye desde la escucha.

La segunda pregunta es: «¿Cómo retener el talento?». A ella respondo que quizás el talento esté sobrevalorado. El compromiso deriva en actitud, y esta se genera al sentirse cuidado, es decir, escuchado. La actitud se tiene y el conocimiento se adquiere.

En una conversación con unos empresarios acerca de la idoneidad o no de formar a sus trabajadores, uno de ellos comentó que él no era partidario de darles formación ya que, con la rotación que había en su sector, al cabo de un tiempo se iban... y la formación la costeaba él. A lo que otro replicó:

—Lo peor no es formar a los trabajadores y que se vayan, sino que no los formes y se queden.

10

Observar, preguntar y escuchar

Escuchar es uno de los motores de nuestro aprendizaje, porque gran parte de lo que aprendemos en la vida recorre este camino: 1) observar, 2) preguntar y 3) escuchar.

Si tenemos a alguien a nuestro lado este camino será mucho más fructífero, ya que observar algo que desconoces de la mano de un entendido en la materia es como mirar con una lente de aumento. Si preguntas a alguien que sabe más que tú, la respuesta será enriquecedora. Y si escuchas una respuesta enriquecedora aprenderás algo y la experiencia habrá valido la pena.

Qué diferente es cuando no se sabe mucho de deporte y ves a solas un partido de tenis, de fútbol o de baloncesto a cuando tienes a un experto a tu lado. O ver un concurso de baile, de cocina, de pintura o de fotografía, por poner otros ejemplos, con un entendido en el tema. Lo mismo que visitar un lugar o un país con alguien que lo conoce.

Es muy interesante analizar cómo nos observan los niños, sobre todo a esa edad en la que nos siguen sin quitarnos la vista de encima, absolutamente pendientes de todo lo que hacemos. A continuación, disparan la pregunta acerca de lo que no saben o no entienden. Digo «disparan» porque es como si, tras el silencio con el que nos observan, se mascara la pregunta, esa que habitualmente nos sorprende, en ocasiones nos sobresalta y siempre nos obliga a pensar el porqué de nuestras acciones para poder responder con dignidad.

Nos dicen: «¿Por qué haces esto?», «¿Por qué lo haces así?», «¿Para qué sirve esto que tienes en la mano?», «¿Por qué pones esto aquí?», etc.

Esta etapa de la vida de un niño es fascinante, tanto para él como para el adulto.

Para el niño, que un adulto, de quien presupone que lo sabe todo, le dedique tiempo y le explique algo es un hecho muy preciado, ya que le permite avanzar en el conocimiento, es decir, en la vida.

Para el adulto es muy gratificante que el niño le mire con interés, le pregunte sin dudar de su conocimiento, le escuche con atención, se quede interiorizando la respuesta y termine mirándole con admiración, en lugar de ni siquiera esperar a que termine para llevarle la contraria...

Es quizás lo que desearíamos que sucediera en nuestro mundo adulto.

El niño está al lado de alguien que sabe hacer cosas que no había visto antes sin tener la sensación de que incomoda, puede observar sin prisas, preguntar acerca de lo que no entiende, y le contestan sin hacerlo sentir ignorante, torpe o inútil...

Es quizás lo que desearíamos que sucediera en nuestro mundo adulto.

¿Te has preguntado alguna vez por qué de pequeños aprendemos rápidamente las cosas y para siempre?

A lo mejor es porque el que nos las enseña no nos hace sentir inferiores por no conocerlas, ni inútiles por no saber hacerlas, ni torpes por no entenderlas a la primera, ni perdedores si no somos los primeros en realizarlas...

¿Te has preguntado alguna vez por qué de mayores, en el día a día de nuestro trabajo, observar es sinónimo de querer copiar, preguntar es indicativo de no saber en lugar de querer saber y escuchar equivale a ser poco competitivo?

Quizás uno de los momentos más auténticos de la colaboración entre personas sea cuando alguien pregunta y otro le responde lo que sabe. El primero gana en conocimiento y el segundo en autoestima. Los dos salen ganando, por lo que el resultado siempre es positivo.

11

Colaboración y competición

La humanidad avanza cuando se da la colaboración. Hay quien cree que es gracias a la competición, pero si esta se produce de manera salvaje, sin control ni límites, solo es útil en algunos casos durante un corto período de tiempo, ya que si se prolonga lleva a la aniquilación porque facilita que aflore lo peor de cada uno.

Como resultado del «todo vale», inconscientemente, en lugar de dar lo mejor de nosotros empezamos a proteger lo mejor de nosotros, porque cuando percibimos un peligro no podemos quedarnos sin hacer nada. Simplemente, nuestros mecanismos de defensa se ponen en marcha para nuestra supervivencia.

Hace ya un tiempo que, en mi labor como asesora de empresas, el trabajo consiste precisamente en cómo gestionar equipos en los que conviven empleados que llevan más de cuarenta años en la organización y jóvenes recién incorporados.

Actualmente, debido al aumento de la esperanza de vida, en las empresas conviven personas mayores con mucha experiencia con jóvenes que carecen de ella pero están mejor formados en algunas áreas.

Desde el punto de vista de la teoría colaborativa, esto no supone ningún problema porque unos aportan unas cosas y otros, algo diferente. Pero la realidad es muy distinta, ya que mayores y jóvenes entran en una competición feroz respecto a qué es más importante, sin pararse a pensar que la experiencia requiere de conocimiento y que el conocimiento sin experiencia no es real. Es decir, se necesitan mutuamente.

Y una vez más, cuando por exigencias de la vida tenemos una necesidad, en lugar de ser honestos y pedir ayuda, disimulamos y negamos la evidencia.

Juventud y experiencia están destinadas a entenderse. Como ya hemos señalado, solo vemos lo que somos capaces de entender. Así pues, ¿qué sucede cuando la juventud y la veteranía han de compartir espacio y tiempo?

A cierta edad, cuando se trabaja con alguien más joven es inevitable sentir nostalgia y envidia. Nostalgia de cuando uno hacía las cosas igual que el joven ahora y envidia de, precisamente, su juventud, que va de la mano del ímpetu, del entusiasmo, de esa valentía inconsciente que da la inexperiencia, y de una formación y un dominio en áreas que a veces ya es imposible alcanzar.

Y cuando se trabaja con gente de más edad es como tomar una ducha de realidad. El mayor es para el joven un espejo en el que reflejarse y le hace ver cómo será él cuando tenga sus años. Cuando se es joven, se ve el futuro como algo lejano, muy remoto, y la presencia de los veteranos te sitúa en la realidad.

Hace tiempo, un alumno que había asistido a mis clases en la universidad me pidió ayuda en una situación tan complicada como urgente: a causa del repentino fallecimiento de su padre debía hacerse cargo de la empresa familiar. Desde los inicios, su padre la gestionó con poca formación académica pero con mucho entusiasmo y arropado por dos amigos de confianza, por lo que al hacerse cargo de ella decidió renovar tanto los sistemas de trabajo como a parte del personal.

En una de las sesiones de trabajo me comentaba con satisfacción cómo había acometido tantos cambios y el resultado de los mismos, pero también me dijo:

—Lo que me inquieta y no termino de resolver es qué hacer con los históricos.

Mi curiosidad me llevó a preguntar a quién se refería con los «históricos».

—Son dos amigos de mi padre que siempre han estado ahí, apoyándolo en todo momento. Cuando las cosas iban bien, ahí estaban; cuando marchaban mal, también. Para mi padre eran básicos. Ahora mi realidad es diferente, son mayores, no tienen la formación que considero imprescindible para afrontar con garantías el futuro empresarial, la cabeza me dice que debo despedirlos, pero…

—Pero ¿qué?

—Pero el corazón no me deja…

—No me extraña —le respondí—. Piensa que los ojos de todos tus jóvenes y prometedores trabajadores están pendientes de qué vas a hacer con los históricos. La conclusión que sacarán es que harás lo mismo con ellos. En el caso de que decidas despedirlos, es posible que los mejores y los más sensibles con el tiempo se vayan y te quedes con los mediocres, ya que, en el caso de poder escoger, nadie quiere para sí un mal final…

—Entiendo, ya sé qué es lo que tengo que hacer —me respondió—. No sé quién lo dijo, pero es bien cierto que «el corazón tiene razones que la razón no entiende».

—Lo dijo Blaise Pascal, y también esta otra frase: «El hombre está dispuesto a negar todo aquello que no comprende».

Cuando hace veinticinco años empecé a ejercer de profesora en la universidad, entraba en la clase, me colocaba en mi sitio, miraba a mis alumnos y ellos a mí. Tanto ellos como yo éramos conscientes de que, como profesora, yo sabía de casi todo más que ellos.

Esto ha ido cambiando progresivamente, sin hacer ruido.

Desde la tarima, antes resultaba placentero ver cómo los alumnos iban tomando apuntes de lo que decías —¡para qué nos vamos a engañar!—, y no digamos cuando imploraban que repitieras lo que habías dicho porque no les había dado tiempo a escribirlo. El cruce de miradas entre alumno y profesor era constante.

Un buen día empezaron a asistir a clase con su ordenador portátil y tomaban los apuntes en él. Dejé de ver la caligrafía característica de cada alumno y pasé a tener un conocimiento digno de concurso sobre las marcas, los modelos y los colores de los portátiles, puesto que lo único que veía era la tapa.

Con el tiempo aprendí a distinguir desde mi atalaya al que realmente tomaba apuntes del que escribía un e-mail, miraba el capítulo de la serie de turno o navegaba por internet.

En una ocasión, mientras explicaba el experimento de Rosenthal, un alumno exclamó entusiasmado:

—¡Es verdad, y además hizo esto y lo de más allá!

Había entrado en internet para comprobar si lo que yo estaba diciendo era cierto...

La escuela de negocios en la que daba clases se trasladó a un nuevo campus en Sant Cugat, a las afueras de Barcelona. Dado que el edificio era de nueva construcción, estaba dotado con los últimos avances tecnológicos y la dirección del centro, con muy buen criterio, ofreció al profesorado unas sesiones de formación para que aprendiéramos a utilizar las pizarras y los proyectores, a regular la iluminación y las cortinas, e incluso a subir y bajar las persianas. Recuerdo que los que asistimos a esas sesiones mostrábamos una sonrisa nerviosa y condescendiente porque no estábamos demasiado cómodos atendiendo a explicaciones sobre cómo hacer cosas que habíamos hecho siempre sin necesidad de aprendizaje.

El calendario académico quiso que una de mis asignaturas fuese de las primeras en impartirse en el nuevo campus. Al llegar a clase y tras la excitación inicial de los alumnos, pues según ellos estábamos haciendo historia al estrenar la nueva sede, vi que el sol que entraba por la ventana molestaba a algunos de ellos y me dirigí hacia el cuadro de mandos, situado al lado de la mesa del profesor, para accionar el botón correspondiente a la cortina.

En cuanto posé mi mirada en el cuadro de mandos me invadió una terrible duda sobre cuál de todos aquellos botones era el de la cortina, así que accioné uno y no sucedió nada. Llevé a cabo cuatro intentos más y conseguí que la pizarra, el proyector, las luces y de nuevo la pizarra se enzarzaran en un frenético baile, pero la cortina seguía inmóvil.

Los minutos que empleé en mis experimentos tecnológicos me habían desconectado de mis alumnos, de modo que cuando, algo acalorada, alcé la vista hacia ellos tuve una visión que no olvidaré en mucho tiempo. O quizás jamás. Todos estaban en silencio con los ojos fijos en mí. Su mirada, entre tierna y divertida, delataba lo que estaban pensando: «Es igual que mi madre, no se aclara con la tecnología».

Por suerte, uno de ellos se ofreció educadamente:

—¿Quiere que la ayude?

Enseguida respondí que sí. El alumno se acercó al cuadro de mandos y, sin haber hecho el curso de «adiestramiento tecnológico», pulsó el botón correcto a la primera. Luego volvió a su asiento sin mostrar ningún signo de que lo que acababa de hacer fuera algo de lo que sentirse orgulloso, sino más bien algo habitual en su vida cotidiana.

Antes de iniciar mi clase aquel día tuve dos sentimientos enfrentados: resignación ante la evidencia de mi realidad y envidia por la realidad de mis alumnos.

12

¿Por qué somos tan reacios a pedir ayuda?

Las penas compartidas son menos y las alegrías compartidas, más. ¿Por qué nos cuesta tanto mostrar nuestros sentimientos y nuestras emociones?

Sencillamente porque todavía lo vivimos como una señal de debilidad, de vulnerabilidad, cuando en realidad es una muestra de sensibilidad.

La sensibilidad es una fortaleza. Solo el sensible es confiable. No hay que fiarse nunca del insensible, del que ni siente ni padece. El tipo duro, sin escrúpulos, centrado únicamente en el resultado económico a costa de la vida emocional del otro, debería entrar en la categoría de las especies a extinguir.

No va a ser tarea fácil que esto cambie, ni mucho menos, ya que la historia no juega a nuestro favor; el ser humano tiene tendencia a repetir lo que le han hecho.

Les haré una confidencia: de todos los pacientes que acuden a mi consulta, cuando les pregunto por el motivo que les ha llevado allí, el 80 por ciento responde que no quieren repetir lo que han hecho con ellos y que sin ayuda ven que, indefectiblemente, van por el mismo camino.

Si no te han cuidado, es difícil que sepas cuidar.

Si no te han querido, es difícil que sepas querer.

Si no te han escuchado, es difícil que sepas escuchar.

Si no te han puesto límites, es difícil que sepas ponerlos.

Si no te han dado reconocimiento, es difícil que lo puedas dar.

Si no te han mostrado confianza, es difícil que confíes en el otro.

Si no te han...

Pero tampoco pensemos que estamos predestinados de por vida a comportarnos como si alguien lo hubiera decidido por nosotros.

Cuando nacemos, entramos a formar parte de una familia que tiene su manera de funcionar, con su ritmo y sus leyes no escritas. Los recién llegados quedamos adheridos al movimiento de los miembros de nuestra familia. Y esto viene determinado única y exclusivamente por el azar: no podemos atribuirnos el mérito ni podemos culparnos por pertenecer a una familia u otra.

Esta es la vida aleatoria. Hay quienes nacen, viven y mueren sin hacer nada por cambiar lo que les ha tocado en suerte. Los motivos por los que no se mueven pueden ser múltiples y variados, desde que les parece bien como están, hasta que no se atreven a salir de ahí, pasando por no saber que se puede hacer algo al respecto.

Pero también está la vida personal, que consiste en quedarnos con lo que nos parece bien de la vida aleatoria y, además, a base de un trabajo propio de la mano de un profesional, construir lo que queremos que sea nuestro equipaje para el viaje de la vida.

En lo que se refiere a la dificultad de mostrar los sentimientos y las emociones, pensemos en cómo nos relacionamos con nuestros hijos y nuestros nietos.

Los que somos padres y abuelos podemos ratificarlo en la mayoría de los casos. Cuando eres padre o madre muestras tus sentimientos de cariño, de ternura o de reconocimiento, pero casi siempre quedan en un segundo plano porque el primer plano lo ocupan el sentido de la responsabilidad, la exigencia o la autoridad, en definitiva, todo lo relacionado con «no maleducar».

Es habitual escuchar lo difícil que es ser padres, que lo es. Y es una de las pocas tareas de responsabilidad en la que no se exige preparación ni titulación alguna. Como también es habitual escuchar lo sencillo y divertido que es ejercer de abuelos, que lo es.

La razón esgrimida por unos y otros es que cuando ejerces de padre la responsabilidad no te permite disfrutar porque estás priorizando su educación, y cuando ejerces de abuelo, como ya los educan los padres, puedes divertirte. Como si educar y pasarlo bien fueran incompatibles.

Esto es una racionalización de algo que no es sencillo de explicar.

Los abuelos dan rienda suelta a lo que les hubiera gustado hacer como padres pero, sin saber muy bien por qué, no hicieron. Quizás por repetir un modelo familiar o por no dar la imagen de inexperto, que es lo que uno era en aquellos momentos, quién sabe. La cuestión es que ser abuelo te permite disfrutar de una segunda oportunidad, como el champán.

Cuando tuve el privilegio de escribir con Josep Roca el libro *Tras las viñas. Un viaje al alma de los vinos*, una de las muchas cosas que aprendí es que el champán es un vino con segunda oportunidad. Josep Roca me explicó: «El champán es el resultado de un vino que, una vez fermentado, no tiene mucha personalidad, pero gracias a añadir azúcares, levaduras, un poco más del mismo vino y llevándolo a fermentar de nuevo resulta una bebida exquisita». Y tras escuchar esto pensé: «Es como ser abuelo…».

De hecho, en mi consulta, algunos pacientes con hijos reconocen que sienten celos de cómo sus padres tratan a sus hijos, ya que manifiestan unos sentimientos y hacen cosas que no recuerdan que hicieran jamás con ellos. «Mi padre es feliz acompañando a mis hijos al colegio y a mí nunca me llevó», afirmaba uno. O: «A mi madre le encanta llevarse a mis hijos a las atracciones. No recuerdo que con nosotros lo hiciera jamás». O también: «¡Mi padre por el suelo montando una construcción! Si no lo veo, no lo creo».

Hay otro detalle que podemos observar en la calle. No hay más que fijarse en cómo se dirige al colegio una madre o un padre con sus hijos y cómo lo hacen los abuelos. Habitualmente vemos a la madre o al padre por delante, tirando de ellos, arrastrándolos en dirección a la escuela. En cambio, cuando van acompañados por los abuelos suelen caminar a su lado. Como si los padres sintieran que su responsabilidad es tirar de sus hijos y la de los abuelos, acompañarse mutuamente: los abuelos a los nietos en el inicio de la vida y los nietos a los abuelos en el final de la suya.

Quizás este sea el origen de la complicidad entre nietos y abuelos.

Como humanos, hay una realidad que nos pone en una tesitura bastante complicada y con la que hemos de convivir, sí o sí.

El ser humano es por naturaleza un animal gregario. Y para formar parte de un grupo, como requisito para ser aceptado solo se le pide al aspirante que acate la jerarquía y las normas de la comunidad.

El grupo te acoge, te protege y, a cambio de este sentimiento de pertenencia, te hace saber de forma no explícita que todos los integrantes son iguales y la homogeneización debe ser aceptada.

Una de las cosas que peor llevamos los humanos es la soledad no deseada, y pertenecer a un grupo aleja la sensación de indefensión que te provoca vivir solo.

Todos nos hemos quedado alguna vez fascinados frente al televisor con un documental sobre la vida animal. Viendo una manada, con los adultos y las crías paciendo tranquilamente en una llanura de la sabana. La manada continúa su camino, pero a una de las crías se le engancha una pata entre unas ramas y no puede seguir. Se queda rezagada y sola. Si hasta ese momento estábamos disfrutando relajadamente del documental, el hecho de que la cría se quede separada del grupo nos pone en alerta. Empezamos a sentir la intranquilidad que genera la soledad, ya que inevitablemente la asociamos al peligro. No íbamos muy desencaminados ya que la siguiente secuencia del documental es un primer plano de un predador que se acerca con sigilo a su futura presa. Instintivamente nos ponemos tensos. Ayuda a ello la banda sonora: la música de fondo suave se ha vuelto intensa y sincopada. Y la siguiente secuencia ya no la vemos porque apartamos la vista del televisor. No queremos ver lo que presentimos.

Louise Hawkley, doctora en Psicología y Neurociencias, después de veinte años investigando acerca de la soledad llega a la siguiente conclusión: «La soledad no deseada es tan dolorosa como el dolor físico, ya que con el sentimiento de soledad se activan los mismos circuitos cerebrales que con el dolor físico. La soledad afecta al sistema cardiovascular. Aunque no se sea consciente de ello, la persona que se siente sola se siente insegura y eso hace que la presión sanguínea se eleve y aumente el nivel de cortisol».

Para los no familiarizados en la materia, el cortisol es una hormona producida por las glándulas suprarrenales que sirve para ayudar al organismo a controlar el estrés, reducir la inflamación, contribuir a un buen funcionamiento del sistema inmune, ayudar en el metabolismo de las proteínas, las grasas y los carbohidratos, y mantener los niveles de azúcar en la sangre constantes, así como la presión arterial.

Pero al mismo tiempo que los seres humanos somos animales de grupo, y como tales deberíamos tender a la homogeneidad, como individuos buscamos la diferencia y deseamos ser el «más»: el más inteligente, el más guapo, el más alto, el más querido... En definitiva, el preferido.

¡Y ya tenemos la ambivalencia incorporada a nuestras vidas! Por un lado necesitamos pertenecer a un grupo para sentirnos seguros y protegidos, con el consiguiente peaje de la homogeneidad y la igualdad, y por el otro, como individuos, necesitamos y competimos para sentirnos el diferente, el preferido, el mejor.

Y con esta contradicción enfilamos el camino de la vida, en el que nos encontraremos y tendremos que gestionar las ambivalencias de los demás y sobrellevar las nuestras.

13

Empezar a andar

En la vida hay muchos momentos emocionantes, pero pocos que sean tan completos en cuanto a intensidad y simbolismo como cuando una niña o un niño empieza a andar.

Es fascinante ver al bebé en sus primeros intentos de deambulación cuando su cuerpo está suficientemente maduro para ello. Y también con qué ilusión, empeño y cariño los padres colaboran a que esto sea posible.

Los primeros pasos de un niño son un ejemplo de motivación.

Situémonos en la escena siguiente: los progenitores están uno enfrente del otro; con cara sonriente, uno invita al niño a que vaya hacia él con palabras cariñosas y de ánimo:

—Ven, ven —le dice con entusiasmo—. Sin miedo.

El otro mantiene idéntica actitud:

—Sí, sí, va, va.

El niño duda, teme caerse, cosa que sucede en el instante siguiente, y tras la primera caída mira al uno, al otro o a ambos para saber si lo que tiene que hacer es echarse a llorar o simplemente volver a intentarlo.

Todos sabemos que la reacción del niño dependerá en gran medida de la reacción del adulto: si es de alarma o decepción, el niño romperá a llorar; pero si dice «No pasa nada» u «Ole, ole, venga otra vez», el niño se levantará y lo intentará de nuevo.

Esta escena se repetirá en los días sucesivos, hasta que el niño formalice la deambulación.

El tono de voz del progenitor cuando proclama «¡Ya anda solo!» encierra tal admiración, ilusión, cariño y orgullo que incita al niño a continuar andando de un lugar para otro de manera incansable.

A medida que crecemos, tenemos que aprender las cosas que no sabemos, y si encontráramos a nuestro alrededor una atmósfera tan propicia y motivadora seguro que las aprenderíamos antes. Si esto lo trasladamos al ámbito de la enseñanza o la empresa, en la mayor parte de las ocasiones el ambiente que envuelve al aprendiz no es ni de lejos el que nos ha acompañado al empezar a andar.

Situémonos ahora en esta otra escena: un niño hace sus primeros intentos de deambulación y sus progenitores no están por la labor de acompañarlo en la tarea pues están muy ocupados con sus cosas. Al primer intento de ponerse en pie, se cae y se queda sentado en el suelo, y el comentario que recibe, acompañado de una cara de lástima, es: «Otra vez... ¡Mira que eres patoso!».

Tras varios intentos fallidos, uno de los progenitores dice: «A ver si espabilas, que el niño de la casa de al lado hace semanas que camina solo». El pequeño sigue sin conseguir el objetivo y las caras de fastidio o de decepción van en aumento. Pasa el tiempo y al final se siente inseguro en su deambular.

¡Qué poco ilusionante es esta segunda escena! Este niño ha de aprender algo que su entorno considera obvio, pero nadie lo ayuda y, lo que es peor, no se celebran sus logros.

A los adultos nos pasa lo mismo que a los niños, no olvidemos que somos niños vestidos de adulto.

El gran portero que nunca quiso serlo

Danko era un chiquillo espigado que destacaba entre los niños de su edad por su estatura y por su maestría con la pelota. Era el que más goles marcaba en los partidillos que se jugaban a todas horas en la calle de su pueblo.

Un buen día, un vecino le propuso a su padre que el chico entrenara con el equipo infantil del club de la ciudad vecina.

Danko recibió con alegría la noticia y a los pocos días se incorporó a los entrenamientos del que a partir de entonces sería su club. En los primeros partidos, el entrenador situó a Danko en diversas posiciones pero a él lo que más le gustaba era jugar de delantero centro.

Se fueron a Italia a jugar un torneo internacional y el portero del equipo de Danko sufrió una indisposición debido a unas fiebres altas. El club anfitrión había fijado en dos el número de suplentes que podía llevar cada equipo y el entrenador había optado por un delantero y un defensa, por lo que de repente… ¡no tenían portero para el partido!

El entrenador llamó a Danko y le dijo que, como era el más alto, iba a jugar de portero. Danko balbuceó su negativa con algunas excusas pero el entrenador fue contundente:

—O juegas de portero o no juegas.

Como no quería quedarse fuera, Danko se puso los guantes y salió al campo. Al terminar el partido, pensó que quizás se había preocupado más de la cuenta, porque jugar de portero no le había resultado tan difícil como había supuesto.

Danko terminó el torneo de Italia imbatido y, de vuelta en casa, el entrenador le notificó que a partir de ese momento iba a ser el portero titular del equipo.

No es que estuviera incómodo bajo los palos, pero sentía que así nunca llegaría a ser un gran jugador. En realidad, no sabía por qué, pero se veía como un impostor defendiendo la portería.

Los domingos, que era el día que se jugaba la liguilla, los padres de sus compañeros iban al partido, los acompañaban, los animaban o los reñían, y volvían a casa juntos. Sin embargo, los padres de Danko tenían un bar y no podían cerrarlo precisamente el día que más trabajo había. Él les pedía que fueran a ver cómo jugaba y que lo acompañaran para no tener que ir siempre con los padres de alguno de sus compañeros, pero la respuesta era que no podía ser.

A medida que avanzaba la temporada, Danko sentía que no tenía futuro: jugaba de portero a la fuerza y nadie acudía a verle. Le insistió tanto a su padre para que fuera a los partidos, que finalmente este le dijo:

—Mira, Danko, yo no puedo dejar a tu madre sola en el bar un domingo por la mañana, pero que vaya ella a verte y ya me contará cómo lo haces.

«Mi madre no sabe nada de fútbol, ni siquiera he conseguido hacerle entender lo que es un fuera de juego… Pero por lo menos no estaré solo», pensó Danko.

En el siguiente partido, con su madre de espectadora, a Danko le marcaron... ¡cuatro goles! Cuando se dirigió avergonzado hacia donde estaba su madre, esta exclamó entusiasmada:

—¡Hay que ver lo bueno que eres! ¡Qué paradas tan difíciles haces! ¡Y qué valiente! ¡Cómo te tiras al suelo! ¿No te haces daño?

—Pero si me han metido cuatro goles, mamá... —fue su respuesta.

—¡Claro, como no te van a marcar goles si los que juegan cerca de ti siempre te dejan solo!

Cuando volvieron al bar, la madre contó con todo lujo de detalles a todos y cada uno de los clientes habituales que su hijo era el mejor portero que había visto en su vida.

Ahora Danko, con quien mantengo una buena amistad, ya está retirado del fútbol, y me contó que en eso su madre tenía razón, pues jamás se había fijado en los porteros de los partidos que daban en la tele.

—Sin embargo, el entusiasmo de mi madre no se quedó ahí —me explicó—. Siempre que podía, iba a ver mis partidos y su reacción era exactamente la misma: para ella sin duda yo era el mejor y estaba clarísimo que llegaría muy lejos. Sin darme cuenta, poco a poco, mi madre me fue transmitiendo la seguridad y la confianza que, los padres de mis compañeros, con sus regañinas y comentarios desfavorables, iban minándoles a estos. Eran tremendas las cosas que les decían... Yo lo pasaba fatal por ellos. Y así llegué a creer que era bueno de verdad, ¡y me esforzaba día tras día para no defraudarla!

La mirada de Danko delataba su emoción y, tras un silencio, añadió:

—El día que debuté con la selección, cuando sonó el himno nacional, me acordé de aquel primer partido al que mi madre fue a verme y, embargado por la emoción, tomé conciencia de la trascendencia que ha tenido en mi vida.

—Entonces, el entrenador que te puso bajo los palos no se equivocó... —concluí yo.

—Tal vez no. —Y luego dijo en tono socarrón—: Pero ¿sabes una cosa? Cuando ahora tengo partidos de veteranos o partidillos con los amigos y puedo escoger, juego de delantero centro...

14

Cuidando a los muertos, los vivos rinden más

El ejército de Estados Unidos dedica parte de su presupuesto a investigar aspectos que tengan que ver con el comportamiento humano, y en su momento descubrió que, si se cuidaba de los heridos y los muertos en primera línea de combate, ¡los vivos rendían más!

Ver a tus compañeros gravemente heridos sin que nadie se ocupe de ellos te hace pensar que, si llegas a estar en el mismo caso, vas a correr idéntica suerte.

Estamos hablando del corporativismo inconsciente colectivo que todos sentimos hacia nuestros semejantes cuando pertenecemos a un grupo.

En no pocas ocasiones, personas del ámbito empresarial que conocen mi trabajo con los deportistas de élite me han comentado que les parece que el mundo del deporte es más reacio a hacer cambios, que avanza con mayor lentitud, en pocas palabras: que es más arcaico.

Sin embargo, en el mundo del deporte se da un hecho francamente llamativo, y es que cuando un futbolista, un jugador de baloncesto, etc., se lesiona de gravedad, es renovado de inmediato, incluso si su contrato estaba a punto de finalizar o a pesar de que hubiera protagonizado una mala temporada.

Cuando esto sucede, el responsable financiero del club suele llevarse las manos a la cabeza y piensa cosas como: «¡Pero si por su edad ya no se le iba a renovar!», «Es muy posible que no se recupere totalmente después de la operación» o «Con el dinero de este contrato podríamos tener a un jugador joven con más proyección».

Desde la perspectiva económica, es probable que el responsable financiero tenga razón, pero desde el punto de vista humano, que es el importante, no la tiene.

Los compañeros están pendientes de qué es lo que va a pasar con el jugador lesionado después de haberlo dado todo por su club. Si ven que se le abandona en un momento tan crítico para él, los demás, por el corporativismo inconsciente colectivo que hemos citado anteriormente, se lo pensarán dos veces antes de poner la pierna o el brazo en según qué jugadas.

Si se persiguen resultados hay que cuidar a las personas, porque los resultados llegan únicamente a través de ellas. Aunque la sociedad en la que vivimos puede llevarnos a pensar lo contrario, el ser humano, una vez tiene cubiertas las necesidades básicas, prefiere antes sentirse querido que pagado. Los sentimientos no entienden de talonarios.

La mujer que se ocupaba de las «cosas de las que nadie se ocupa»

Hace ya tiempo, un mes de junio, una vez acabada la Liga ACB de baloncesto, apareció en la prensa un reportaje sobre el equipo que se había proclamado campeón de la liga española. Y me llamó la atención que mencionaran a «V. D.». Eran las iniciales de la persona encargada de las «cosas de las que nadie se ocupa». Me pareció un oficio fascinante.

¡Cuántas veces no se ha conseguido el objetivo propuesto porque ha habido algo de lo que no se ha ocupado nadie! Todo el mundo centrado en las grandes cosas y nadie que se encargue de las pequeñas, cuando en numerosas ocasiones son las que marcan la diferencia.

Después de leer el reportaje, pensé que era posible que aquella ocupación tuviera un alcance mayor de lo que parecía a simple vista.

Dicen que la curiosidad es el motor del conocimiento, y yo lo puse en marcha cuando, tras llamar al club campeón, solicité hablar con V. D.

Cuando se puso al teléfono, me presenté y le pregunté si tenía algún inconveniente en que me desplazara desde Barcelona para hablar un rato sobre su tarea en el club. Respondió que no y unos días más tarde, a las doce del mediodía, me presenté en el pabellón de baloncesto del club.

En ese momento estaba atendiendo a unos señores que querían hacerse socios. Les explicaba las ventajas de serlo y las cuotas que debían abonar anualmente. Me dijo que estaría conmigo en cuanto pudiera y me hizo pasar a lo que llamó la «sala de prensa», una fría y sencilla habitación de cuyas paredes colgaban las fotos del equipo de cada temporada.

Desde ahí oí perfectamente la conversación entre V. D. y los nuevos socios. El tono de ella era tan preciso y profesional como cálido y maternal.

—El abono anual es tanto, y si quieren traer con ustedes a sus hijos a los partidos, lo pueden hacer porque nadie les dirá nada…

Los nuevos socios murmuraron algunas palabras con alegría contenida para celebrar la buena noticia.

Las voces se alejaron y entonces V. D. entró en la sala de prensa.

—Disculpe —me dijo en tono apesadumbrado—, pero entre el teléfono, los nuevos socios, la renovación de los abonados, los jugadores que acaban de llegar…

De repente se calló, me miró y me preguntó cómo conocía su existencia. Le expliqué que había leído el artículo del periódico.

—Ah, sí. —Y como si la hubieran pillado haciendo algo malo, añadió—: A mí no me gusta salir en la prensa… Es más, en los veintitrés años que llevo en el club no había salido jamás. Creo que mi trabajo debe hacerse en la sombra, pero el periodista que me entrevistó es del pueblo vecino y no le pude decir que no…

Entonces hubo un empate entre su curiosidad y la mía, ya que me preguntó con prevención:

—Me dijo por teléfono que es psicóloga, ¿verdad?

Le contesté que sí.

—No sé qué le puede interesar de lo que yo hago —dijo con modestia—. Yo no tengo estudios, empecé a trabajar en el club con quince años. Hacía de todo, al principio barría, después cogía el teléfono… Y me di cuenta de que para que mi puesto tuviera continuidad lo más importante era que la pelota entrara en el aro, y para eso los jugadores tenían que sentirse bien. Si no, no juegan bien y no ganan. Yo los cuido para que estén cómodos, sobre todo los que no son de aquí, los que vienen de fuera.

Y ya con determinación, prosiguió:

—Cuando se ficha a un extranjero, mi objetivo es que su piso esté a punto, que tenga mucha luz y que sea alegre, con una cama y un sofá grandes, porque ellos son muy altos, y también una televisión con una gran pantalla y treinta canales o más, y un equipo Hi-Fi; les gusta mucho escuchar música para relajarse. Si solo hay cuatro platos y dos vasos les da igual, pero la tele y la música no pueden faltar.

»Si vienen con su pareja y con niños les ayudo a buscar colegio. Es muy importante que las mujeres estén a gusto. Es clave. Las pongo en contacto con un canguro, por si algún día quieren salir. Las enseño dónde están las tiendas, en fin, hago lo posible para que se adapten a vivir en un país que no es el suyo.

V. D. iba hilvanando una tras otra diferentes situaciones.

—También, si me lo piden, las acompaño al ginecólogo y, cosas de la vida, ya he asistido a tres partos. Recuerdo una vez que el equipo estaba en el extranjero y la pareja de uno de los jugadores me llamó a las tres de la madrugada diciendo que se encontraba muy mal. Llamé al médico, fui a buscar a la señora y la llevé a urgencias...

Yo la escuchaba fascinada mientras me contaba que, en otra ocasión, uno de los jugadores no quería viajar con el equipo porque su mujer salía de cuentas aquellos días y prefería no dejarla sola.

—Le dije que se fuera tranquilo, que yo estaría con ella día y noche. Y pasó lo que tenía que pasar... Se puso de parto cuando el jugador estaba fuera. Durante el parto, al tiempo que sostenía la mano de la madre le iba relatando al padre por teléfono el nacimiento de su hijo.

Mientras me hablaba de estas cosas, mi escucha estaba en modo «emoción».

—¿Sabes?, cuando le has retransmitido a un jugador el nacimiento de su hijo, es muy difícil que no lo dé todo por el club.

Con una sencillez aplastante, V. D. iba desgranando los fundamentos de las relaciones entre las personas.

—Yo creo que es fundamental tratarlos a todos por igual. Si no, se sienten mal y empiezan los roces. Por ejemplo, cuando fichan por el club se les proporciona un coche, y debe ser el mismo modelo para todos para que no haya envidias. Si les gusta cómo los tratas, todo va bien. Hay que arroparlos y ayudarlos a resolver los problemas. Una simple avería en la lavadora puede provocar un lío en casa y, a lo mejor, un mal partido por parte del jugador. Por eso soy yo quien llama rápidamente al técnico para que reparen la lavadora.

»Es bueno que los jugadores hablen mucho, tanto con el entrenador como entre ellos. Si los veteranos cuidan a los más jóvenes y les dan confianza, he observado que soportan mucho mejor la presión.

»Uno a uno, sin que me oigan los demás, les digo lo importantes que son para el equipo. He visto que los jugadores necesitan sentirse valorados, que tú creas que son importantes.

Al principio de nuestro encuentro, V. D. se mostraba preocupada porque no tenía estudios, pero a medida que avanzaba nuestra conversación me di cuenta de que estudios no tendría, pero sí alma de psicóloga.

—Siempre me entero de lo que hacen cuando se van de juerga por la noche. Normalmente no les digo nada, pero si hay alguno que se pasa, aprovecho un momento en que estemos a solas y le dejo caer un comentario lo más neutro posible sobre el tema. Suelen decirme: «¡Ay, cómo eres!», pero en el fondo les gusta que alguien esté pendiente de ellos, y tarde o temprano acaban por hacerme caso.

»No creas que solo cuido de los jugadores… También me ocupo de los entrenadores, porque les suele pasar lo mismo. Primero han de saber en qué club están para poder entenderlo, porque no hay dos clubes iguales. Cuando veo que un entrenador está un poco perdido le digo lo que yo veo. Es que a veces se encuentra muy solo, y me parece que no sabe qué hacer.

Entonces le pregunté por los padres de los jugadores.

—En el primer equipo no influyen tanto, pero en los de categorías inferiores hay chicos que serían grandes jugadores si sus padres los dejaran tranquilos, a ellos y a los entrenadores. Hay uno que técnicamente es un fuera de serie y el padre no se separa de él ni un momento. En los partidos no para de darle consejos y echarle broncas. Tendrías que ver la cantidad de errores que comete el chaval. Hubo un partido al que el padre no pudo asistir porque estaba ingresado en el hospital, ¡si hubieras visto lo bien que jugó el chico! ¡Volaba por la pista!

Cuando parecía que V. D. ya se había ocupado de absolutamente todo en el club y nuestra charla tocaba a su fin, anotó otra canasta:

—Y luego están los directivos, a los que también hay que cuidar… Es importante que en el club todo el mundo sepa qué es lo que tiene que hacer, y luego cada cual a lo suyo. Yo he trabajado con varios presidentes y he llegado a la conclusión de que los mejores son los que dejan hacer y no se meten en la labor de cada uno. A los directivos hay que escucharlos, dedican muchas horas al club y quieren que alguien les dedique tiempo a ellos. Hay que darles algo a cambio…

Cuidar a las personas es rentable

«Una empresa de moda ha descubierto que si trata mejor a sus empleados gana más.» Con este titular, el diario *El País* compartía con sus lectores el trabajo de investigación que el 27 de diciembre de 2017 publicó la *Harvard Business Review*. La empresa de moda es GAP y la investigación la llevaron a cabo Joan C. Williams, profesora de Derecho y directora fundadora del Center for WorkLife Law de la Universidad de California, Hastings College of the Law; Lisa McCorkell, becaria de política pública en el Center for WorkLife Law de la Universidad de California, Hastings College of the Law; Susan Lambert, profesora asociada y directora de la Red de Inestabilidad Laboral, Bienestar Familiar y Políticas Sociales de la Universidad de Chicago, y Saravanan Kesavan, profesora asociada de la Escuela de Negocios Kenan-Flagler de la Universidad de Carolina del Norte. La hipótesis del trabajo era que una mejora en las condiciones laborales de los trabajadores repercutía directamente en los beneficios económicos de la empresa.

Lo más sorprendente de esta noticia es que en el siglo XXI todavía se deba demostrar que cuidar a las personas es rentable.

El trabajo de investigación le costó a la empresa 30.000 dólares y le reportó un beneficio de 3 millones, además de una mejora más que notable en el ambiente de trabajo.

GAP encargó este estudio para saber qué ocurriría si se fijaban unos turnos regulares que permitieran a sus empleados llevar una vida más estable. El resultado fue que la firma ganó más dinero.

Donald y Doris Fisher fundaron GAP en 1969 y en sus inicios era una pequeña tienda en San Francisco que vendía pantalones vaqueros.

En estos momentos, GAP emplea a más de 150.000 personas y posee más de tres mil tiendas en diversos países. También forman parte de GAP las marcas Banana Republic, Old Navy, Piperlime y Athleta.

Una de las cosas que señala el trabajo de investigación es lo siguiente:

> Con la aparición de la venta *online*, las tiendas físicas, en lugar de competir con dicho comercio ofreciendo servicios más personalizados y una mejor atención al público, han hecho todo lo contrario: ven a los empleados de la tienda como un gasto a controlar en lugar de como un medio para proporcionar un mejor servicio a los clientes. Debido a esta idea, en el mundo del *retail* se ha dado por hecho que tener una plantilla lo más reducida posible, con el mínimo de cualificación, un salario ajustadísimo y horarios inestables era poco menos que obligatorio.
>
> La mayoría de los empleados tienen contratos a tiempo parcial, y los horarios generalmente cambian todos los días y todas las semanas, y a menudo se avisan con solo tres días de

antelación. Esta es la forma en la que trabajaba GAP cuando comenzamos nuestra investigación.

Durante ocho meses, catorce tiendas eliminaron la práctica de cambiar o cancelar turnos hasta dos horas antes y se obligó a los encargados a organizar los horarios del personal con al menos dos semanas de antelación. Otras catorce tiendas fueron asignadas al grupo de control y siguieron funcionando como hasta entonces.

Después de esta prueba preliminar de ocho meses, GAP realizó cambios importantes en todas las tiendas de Estados Unidos. En primer lugar, se eliminaron los turnos «de guardia», es decir, los que se podían cancelar en cualquier momento hasta dos horas antes de la hora programada para comenzar.

En segundo lugar, los horarios debían publicarse con dos semanas de antelación. Así, los empleados pasaron a tener un horario estable, lo que significaba que sería constante cada semana. Y gracias a la aplicación móvil Shift Messenger podían intercambiar turnos por su cuenta sin necesidad de la intervención del supervisor.

Y finalmente se empezó a contratar a más personal cuando el que había era insuficiente, en función del tráfico de la tienda.

Gracias a estas medidas, GAP consiguió unos resultados sorprendentes. Las ventas en las tiendas aumentaron un 7 por ciento, porcentaje a tener en cuenta en una industria en la que las empresas trabajan duramente para lograr incrementos del 1-2 por ciento.

Adicionalmente, la productividad laboral aumentó un 5 por ciento, un incremento considerable dado que la productividad en el sector creció solo un 2,5 por ciento anual entre 1987 y 2014.

Está claro: empleados contentos llevan a mejores resultados. Tampoco hay que ser un genio para saber que, si están mal pagados, tienen poca experiencia y horarios inestables no ofrecen la mejor atención al consumidor: se generan mayores colas en las cajas y situaciones en las que los clientes no pueden localizar a alguien que les ayude a encontrar la talla o el estilo que buscan.

Pese a que hay decenas de estudios que demuestran lo contrario, las tiendas están empeñadas en mantener un empleo precario. ¿Por qué?

«Hoy se invierten millones de dólares en campañas de marketing para llevar a los clientes a las tiendas, pero no se invierte nada en el cuidado las personas ni en una buena planificación laboral para garantizar que el tráfico se convierta en ventas», explican las autoras de la investigación.

Sin embargo, la clave del resultado del trabajo de investigación es que una iniciativa de programación estable no es una cuestión solo de Recursos Humanos. Para que un cambio sea realmente eficaz se requiere una estrategia concertada que comience en la dirección y que incluya a Recursos Humanos, y también operaciones, marketing y la cadena de suministro.

15

El reconocimiento

Cuidar quiere decir también «reconocer».

Si una persona no se siente suficientemente reconocida, podemos estar seguros de que hemos dado el primer paso para que las cosas empiecen a no andar bien.

En realidad, la mayor parte de lo que hacemos es para que nos lo reconozcan, y cuando es así nos sentimos gratificados o, lo que es lo mismo, queridos.

Necesitamos el reconocimiento como el aire que respiramos.

¡Es más, somos adictos al reconocimiento!

Como humanos, estamos deseando hacer algo bien para conseguir el reconocimiento de los demás y, en cuanto lo obtenemos, queremos sobresalir de nuevo para que nos vuelvan a felicitar, y así sucesivamente (quizás hasta el infinito).

Podría asegurar que nadie hace las cosas de manera indebida a propósito para así no tener ningún reconocimiento. Aunque también me atrevería a afirmar que hay personas que hacen las cosas mal adrede para ser regañadas.

Porque la regañina es el beneficio secundario que obtiene con su acción el que no se siente reconocido haga lo que haga.

Que te regañen es el menos malo de los escenarios si no obtienes reconocimiento. Es una posibilidad, no la ideal, para comprobar que lo que haces le importa a alguien y que por lo menos te manifiesta su disconformidad, es decir, existes para él. Porque la peor de las situaciones no es que no tengas reconocimiento o que te regañen, sino ser ignorado, sentir la rotunda crudeza que supone la indiferencia del otro.

Sin embargo, es realmente sorprendente lo que sucede con el reconocimiento. A todos nos gusta, todos lo necesitamos... ¡y qué poco generosos somos a la hora de darlo! Somos absolutamente tacaños con el reconocimiento, cuando en realidad tiene un enorme efecto multiplicador.

Nuestra cultura está basada en la postergación: postergamos algo que podemos y deseamos hacer, postergamos decirle al que tenemos cerca que lo queremos, postergamos celebrar para lo que tenemos motivos, postergamos darnos un homenaje o dárselo al que creemos que lo merece, postergamos arreglar aquel malentendido con alguien, etc. ¿Y cuántas veces no nos ha sido posible hacer lo que hemos postergado por motivos ajenos a nuestra voluntad?

No es buena idea postergar planes como tampoco lo es postergar el reconocimiento.

No todo tiene una justificación, pero sí una explicación

Snackpop era una empresa en la que la mayoría de sus trabajadores estaban a gusto. Sentían que se les exigía, pero también que recibían un buen trato, el reconocimiento por el trabajo realizado y un salario con el que estaban conformes. La podríamos definir como una empresa orientada al personal, al producto y al cliente. A base de esforzarse durante años para conseguirlo, los directivos creían que habían encontrado el equilibrio empresarial.

Debido a diferentes avatares de la vida, como una enfermedad grave de uno de los directivos y la jubilación de otro, tuvieron que acometer una reestructuración en el organigrama y dar entrada a nuevos responsables.

El relevo del jefe de Producto y del de Recursos Humanos se realizó aparentemente sin tropiezo ninguno. Pero al cabo de un tiempo, cuando los nuevos responsables introdujeron sus métodos y sistemas de trabajo, el ambiente entre los empleados comenzó a cambiar.

Con los nuevos jefes, empezó a ser habitual que el horario tuviera que alargarse y la gente empezara a salir más tarde sin que ello supusiera una subida de sueldo ni se recibiera nada a cambio. Y también que tuvieran una mayor carga de trabajo sin que este aumento de productividad quedara reflejado en la nómina ni recibieran reconocimiento alguno por ello.

Los nuevos directivos compartían una secreta filosofía y una cómplice satisfacción: «A la gente hay que presionarla, hay que apretarla. Cuanto más les exiges, más rinden; de lo contrario se acomodan. Y el que no lo entienda, a la calle».

Pasados unos meses, en el departamento de contabilidad se detectó un aumento llamativo del gasto de material de oficina.

La empresa se dedicaba a la producción de snacks y tenía la fábrica en otra provincia, pero en una sala del edificio de oficinas había a disposición de los empleados un gran surtido de sus productos para consumo interno. En esta sala nunca habían faltado snacks, pero últimamente los *displays* estaban vacíos. En palabras del responsable de esta sección: «Parece que cada dos por tres pasen las termitas arrasando con todo». Una y otra vez, y día tras día, las bolsas de snacks desaparecían como por arte de magia.

Los responsables de la empresa, preocupados por lo que estaba sucediendo, decidieron contratar a un consultor externo de Recursos Humanos y plantearle el caso.

El consultor, de dilatada experiencia y bien considerado en el sector, empezó a intuir por dónde iban los tiros y propuso llevar a cabo una encuesta sobre el clima laboral.

El resultado de la encuesta, para sorpresa de los directivos que habían implementado las nuevas formas de trabajar, puso de manifiesto que los empleados no estaban a gusto y que un altísimo porcentaje de ellos sentían que estaban dando más a la empresa de lo que recibían.

Cuando el consultor comunicó este resultado a las personas que le habían contratado para arrojar luz sobre lo que estaba ocurriendo, estos le preguntaron:

—¿Y esto qué tiene que ver con el gasto desmesurado de material de oficina y el consumo exagerado de producto propio?

—Cuando una persona siente que da más de lo que recibe, entra en déficit y para compensarlo toma lo que tiene más a mano porque cree que le pertenece —fue la respuesta del consultor.

Ante el desconcierto de los directivos, el consultor prosiguió sus explicaciones:

—La línea de pensamiento sería la siguiente: «No me das lo que me pertenece, hace tiempo que me lo debes y como no me lo das, lo tomo porque me pertenece». No es que necesite específicamente, desde el punto de vista material, eso que toma por su cuenta, pero cuando falta el reconocimiento, uno hace lo que sea para sentirse menos mal.

—¡Pero eso no justifica lo que están haciendo! —exclamó uno de los directivos.

—No todo tiene una justificación, pero sí una explicación —respondió el consultor.

No hay que escatimar el reconocimiento

A nuestro alrededor hay muchas personas que hacen más cosas con las que estamos a gusto que cosas que nos disgustan y, en cambio, les decimos en más ocasiones aquello que no nos desagrada de ellos que lo que nos gusta. Nos ocurre con nuestra pareja, con nuestros hijos, con nuestros amigos o con nuestros compañeros de trabajo.

Si de cien cosas al día hacen noventa que nos agradan y diez que nos desagradan, podemos dar por seguro que les vamos a hacer saber antes lo que no nos gusta de su comportamiento que lo que nos gusta. ¡Qué injustos somos con los demás!

Si de verdad queremos ser un poco justos, por cada cosa que no nos gusta tendríamos que decir una que sí nos gusta.

Y si queremos ser justos de verdad, tendríamos que decir lo que nos gusta cada vez que sucede y lo que no nos gusta también, con lo cual al final del día la autoestima de los que se encuentran a nuestro alrededor estará más equilibrada de lo que probablemente está en estos momentos, y la nuestra también.

De esta forma no se dará esa situación, más habitual de lo deseable, en la que cuando algo no es de nuestro agrado, en lugar de decirlo a la primera, callamos. Y tampoco decimos nada a la segunda, ni a la tercera. Y cuando por fin lo decimos, nuestro tono suele ser desproporcionado debido a que estamos en modo «acumulador», y al dar rienda suelta a lo acumulado, la sorpresa y el desconcierto del que recibe el comentario es mayúsculo porque la mayor parte de las veces no entiende a qué se debe.

El reconocimiento es el pilar de nuestra autoestima, es vitamina en vena para la confianza en uno mismo. Como ha quedado demostrado, reconocimiento y aprendizaje van de la mano. Y se aprende mejor y más deprisa con reconocimiento que con castigos.

«La letra con sangre entra» o «Quien bien te quiere te hará llorar», que se decía antiguamente, son expresiones que ilustran con claridad que quien no hacía lo que debía era merecedor del correspondiente castigo, en lugar de preguntarle por qué lo había hecho de aquella manera y no como le habían indicado o, todavía mejor, qué era lo que no había entendido de lo que le habían explicado.

Podemos comprobar fácilmente que si a los que tenemos cerca les reconocemos lo que hacen y también les señalamos lo que es susceptible de mejora, su autoestima no quedará dañada y progresarán adecuadamente. Si les señalamos solo lo que hacen mal y no reconocemos nada de lo que hacen bien, su autoestima irá menguando hasta límites no deseados.

Ya hemos dicho que el ser humano tiende a repetir lo que le han hecho, por lo que si se ha sentido reconocido, reconocerá; y si no se ha sentido reconocido, no reconocerá.

Veamos dos ejemplos.

Hein tiene tres años. Pide una hoja de papel y un lápiz porque quiere dibujar un elefante como el que ha visto en la visita al zoo con sus papás. Hein se lanza entusiasmado a la tarea y traza unos garabatos, ¡muchos garabatos!

Cuando termina, se acerca a su papá y le muestra la hoja.

Hein está serio y expectante.

—¿Qué es esto tan bonito que has dibujado? —le pregunta el padre con interés.

—Es el elefante que hemos visto hoy en el zoo —responde el crío, orgulloso de su obra.

—Sí, claro, es verdad. ¿Y qué está haciendo el elefante?

Hein cuenta un sinfín de cosas. Cuando finaliza la explicación, su papá le dice:

—Está muy bien, Hein. Me gusta mucho tu elefante y las cosas que hace.

Hein sale corriendo hacia donde están los lápices y el papel al tiempo que exclama excitado:

—¡Ahora dibujaré la jirafa!

En el segundo ejemplo, Roque también tiene tres años. Pide una hoja de papel y un lápiz porque quiere dibujar un elefante como el que ha visto en la visita al zoo con sus papás. Roque se lanza entusiasmado a la tarea y traza unos garabatos, ¡muchos garabatos!

Cuando termina, se acerca a su papá y le muestra la hoja.

Roque está serio y expectante.

—¿Qué es esto que has dibujado? —le pregunta el padre secamente y con cara de desconcierto.

—Es el elefante que hemos visto hoy en el zoo —responde el crío, orgulloso de su obra.

—¿Esto es un elefante? ¡Esto no es un elefante ni nada que se le parezca! —exclama el padre al tiempo que toma el lápiz y el papel y dibuja un elefante que muestra orgulloso a su hijo mientras le dice categóricamente—: ¡Esto sí que es un elefante!

Roque no dice nada. Se da media vuelta con el elefante que ha dibujado su papá, lo deja encima de la mesa y se va a jugar con la *tablet*...

No volvió a mostrarle a su padre ningún dibujo más.

¡Y eso que reconocer es gratis!

El día que Hacienda descubra el beneficio que se obtiene con el reconocimiento nos hará pagar por ello. ¡Aprovechemos ahora que todavía es gratis!

Emociones y decisiones

Ben había cumplido el sueño de todo niño aficionado al fútbol, ya que jugaba en el club más prestigioso de su país. Hasta que una grave lesión lo retiró de los terrenos de juego. Sin embargo, su club de toda la vida le ofreció iniciarse como entrenador en las categorías inferiores, con los más pequeños.

Los niños iban creciendo como jugadores y Ben como entrenador. Los equipos que entrenó durante años, como es de suponer, estaban formados por los chicos que continuaban, los nuevos que se incorporaban y otros que abandonaban por diferentes motivos. Y el azar quiso que la trayectoria de Ben y la de tres jugadores estuvieran íntimamente unidas. De por vida.

Un buen día a Ben le ofrecieron hacerse cargo del segundo equipo del club y, para algarabía de los cuatro, volvió a coincidir con sus tres chicos.

Debido a los buenos resultados del equipo filial y a que los del primer equipo habían sido malos, tras la destitución del primer entrenador a Ben le propusieron ocupar su puesto.

Al terminar la temporada y empezar a programar la siguiente, Ben fue confirmado en su cargo de primer entrenador y, dada la política de apoyo a la cantera del club, le notificaron que debía ascender al primer equipo a dos jugadores del equipo filial, a elegir entre los que le notificara el director deportivo. Este le dio tres nombres, y a Ben se le partió el corazón: ante él tenía a sus tres chicos.

Ben intentó convencer por todos los medios al director deportivo de que era mejor para la cantera del club que fuesen tres los chicos que pasaran a formar parte del primer equipo, pero el resultado fue totalmente infructuoso; debían ser solo dos.

Ben estaba descompuesto, la elección era de lo más difícil, no solo por el vínculo emocional que le unía a los chicos sino porque para él los tres, cada uno en su puesto, eran igual de buenos. Tenía que tomar una decisión de las llamadas «técnicamente imposibles»: si decides A, te sientes mal; si decides B, también. Vamos, como si tuviera que escoger entre morir quemado o morir ahogado.

El director deportivo apremiaba y Ben tuvo que dar dos nombres.

Se sentía tan mal que, aún hoy, no entiende por qué no fue a hablar con el jugador descartado y, mirándole a los ojos, le dio alguna razón. Decirle que no lo había elegido no porque careciera de calidad, que la tenía, sino porque en aquel momento, y dadas las circunstancias y las necesidades del equipo, la plantilla estaba cerrada, pero que él como entrenador seguiría su trayectoria y, a la que pudiera, contaría con él.

A los dos años, los jugadores que por decisión de Ben pasaron a formar parte del primer equipo no solo triunfaron, sino que con el tiempo fueron exitosos integrantes de la selección nacional.

En el mismo período de tiempo, dos años, debido a su bajo rendimiento, el club rescindió el contrato al jugador no elegido por Ben y el chico abandonó el fútbol.

Ben me explicó esto absolutamente torturado. Lo contaba con tanta pasión que le pregunté cuándo había sucedido, porque parecía que había sido ayer mismo.

—Hace muchos años, pero no hay día que no piense en ello. No estuve a la altura de lo que aquel chico esperaba de mí, no tanto por la decisión sino por no habérselo explicado. Yo era un referente para él y con mi cobardía lo dejé solo con su dolor. No se puede dejar a alguien solo cuando se le comunica una decisión dolorosa, emocionalmente es como si estuviera en carne viva.

16

El efecto Rosenthal

Cada una de las personas de un equipo de trabajo tiene un talento propio, sí, aunque a veces parezca imposible.

¿Cuántas veces hemos pensado de alguien que es imposible que tenga talento a tenor de lo que nos demuestra día a día? Y quizás más de una vez nos hemos preguntado: ¿dónde estaría este el día que se repartió el talento?

Todos tenemos talento para hacer bien determinadas cosas, y el responsable de un equipo de trabajo tiene que saber dónde ubicar a los componentes de dicho equipo para sacar el máximo partido de cada uno de ellos.

Pero también todos tenemos un contratalento que boicotea nuestro talento.

¿Qué significa esto? Que las mismas cosas que podemos hacer muy bien también podemos hacerlas muy mal. Y para gestionar con éxito un equipo hay que encontrar el equilibrio entre el talento y el contratalento de cada uno de sus componentes.

Entonces ¿de qué depende que hagamos las cosas bien o mal? De la mirada del otro.

Al hablar de la mirada del otro nos referimos a lo que el psicólogo Robert Rosenthal pudo experimentar con la ayuda de Lenore Jacobson en 1968, y que hasta esa fecha nadie parecía querer aceptar.

Desde siempre, uno de los grandes interrogantes pendientes de resolver ha sido el porqué del comportamiento humano, es decir, por qué ante una misma situación una persona se comporta de una manera determinada y otra de forma totalmente diferente.

Cuando apenas había medios para investigar, se pensaba que el comportamiento humano venía determinado por la carga genética en un cien por cien. Pero hubo un parto de gemelos en el que la madre murió y los recién nacidos fueron criados por las abuelas, uno cada una, que vivían en extremos opuestos del país. Este caso permitió repensar la teoría genética ya que, al cabo de un tiempo, aun siendo iguales genéticamente, los gemelos se comportaban, hablaban y tenían gustos muy diferentes.

Entonces se aceptó que, además de la carga genética, en el comportamiento de las personas influye el entorno, por lo que se pasó a considerar que venía determinado un 50 por ciento por la genética y un 50 por ciento por lo que nos rodea.

Fue Robert Rosenthal (Giessen, 1933), alemán de nacimiento y estadounidense de adopción, quien, junto con Lenore Jacobson, directora de la escuela en la que se llevó a cabo el experimento, pudo demostrar que, en la mayoría de los casos, los humanos funcionamos dependiendo de lo que se espera de nosotros.

Rosenthal, profesor de Psicología en la Universidad de Harvard entre 1962 y 1999, centró gran parte de su trabajo en la comunicación no verbal, sobre todo su influencia en las expectativas, como puede ser en la relación médico-paciente, maestro-alumno o gerente-empleado.

La tesis de Rosenthal era que el otro tenía una influencia mayor de lo que los científicos querían aceptar, y para demostrar que sus hipótesis eran ciertas fue a la escuela dirigida por Lenore Jacobson y le propuso lo siguiente: de común acuerdo, al empezar el curso iban a pedir a todos los profesores que pasaran un test a sus alumnos de primero a sexto con el falso nombre de «Test de Harvard de adquisición conjugada». A los profesores les dijeron que la prueba era indicativa de la capacidad intelectual potencial y que medía la probabilidad de progreso, cuando en realidad solo medía algunas aptitudes no verbales.

Una vez que los alumnos realizaron la prueba, comunicaron los resultados a los profesores y les dijeron que algunos estudiantes eran muy brillantes y que otros eran nefastos. Y les dieron una lista de nombres escogidos al azar con el grupo de los superdotados y otra con el grupo de los desastrosos.

Al final del año, Rosenthal volvió a realizar la prueba a todos los estudiantes. El resultado fue que los chicos descritos como superdotados habían mejorado mucho más que los descritos como desastrosos. Aunque los alumnos de los dos grupos eran igualmente competentes, las expectativas de sus profesores respecto a ellos eran muy distintas.

Rosenthal y Lenore Jacobson descubrieron lo siguiente: cuando creían que un alumno era bueno, los profesores le sonreían más a menudo, lo miraban más tiempo a los ojos, le daban más retroalimentación (sin importar si sus respuestas eran correctas o incorrectas) y sus reacciones de elogio eran más claras.

La hipótesis de Rosenthal resultó ser correcta: al darles información de que ciertos estudiantes eran más inteligentes que otros, los profesores se comportaban inconscientemente de forma diferente y facilitaban el éxito de estos chicos.

El estudio se publicó en 1968 con el nombre de «Pigmalión en la escuela» y dio lugar a lo que se llamó «efecto Rosenthal».

Según Rosenthal, quienes tienen expectativas positivas de los hijos, los alumnos, los colaboradores u otras personas en general, generan un clima socioemocional más cálido. Además, comparten más información, dan más retroalimentación sobre los resultados alcanzados y les ofrecen las mejores oportunidades.

Es decir, si nos dirigen una mirada de «¡venga, que tú puedes!», «¡confío en ti!» o «¡sigue hasta que salga bien!», por agradecimiento damos lo mejor de nosotros para conseguir lo que estamos haciendo.

Pero si nos dirigen una mirada de «¡otra vez lo has hecho mal!», «¡no vales para nada!», «¡mira que eres torpe» o «no hace falta que lo vuelvas a intentar porque no confío en ti», aunque sepamos hacer muy bien lo que nos piden, cada vez tendremos menos ganas y terminaremos haciéndolo mal.

A todos en algún momento nos han mirado de una manera y de la otra. Y sabemos perfectamente cuál es el efecto que nos produce.

En mi consulta he escuchado decir a alguien que ha alcanzado el éxito en su trabajo que estaba convencido de que eso no le afectaba:

—De lo que estoy más satisfecho es de que, a pesar de la notoriedad, mi presencia en los medios y los cambios que están ocurriendo a mi alrededor, sigo siendo el mismo.

Este es el deseo, pero no la realidad. Cuando en tu vida se produce algún cambio, se modifica también la forma en la que te miran los demás. Y las expectativas que despiertas son diferentes porque se espera de ti algo que antes no se esperaba. Si los demás han cambiado su mirada y sus expectativas hacia ti, no es posible que tú no cambies en nada tu comportamiento.

Y en el caso contrario, cuando a alguien le va mal en el trabajo —y además es público, notorio y manifiesto—, una de las primeras cosas que percibe es que la gente ya no le mira igual. «Unas miradas son de decepción, otras de enfado, otras de compasión...», comenta, y es entonces cuando uno ha de trabajar duro para que este cambio de mirada y de expectativas no influya negativamente en su comportamiento y afecte a su rendimiento.

Dicho así, podría parecer que dependemos de la mirada del otro, que estamos condicionados por los demás. Y es cierto, pero solo en parte.

La mirada del otro nos condiciona, pero podemos escoger, evitar o protegernos de con qué mirada nos dejamos mirar. El código de nuestra relación con el otro lo hemos de marcar siempre nosotros.

Vamos a ilustrar esto con un ejemplo.

Salgo de mi casa por la mañana. Por la acera se me acerca un señor que no conozco de nada y, cuando está a mi altura, me paro creyendo que me va a preguntar algo, y me suelta un puñetazo que me produce tanto dolor como perplejidad.

En ese momento, lo que tengo que plantearme es: «Cuando esta mañana he salido de mi casa, ¿quería tener una relación a puñetazos con un desconocido?». Mi respuesta es no, entonces me voy con mi dolor y mi perplejidad a otro sitio.

Si ante la misma situación, tras recibir el puñetazo, ofendida y sin pensar, considero que a mí nadie tiene que agredirme y le doy otro a él, ¿qué crees que va a pasar? Si me ha dado un puñetazo sin haberle hecho nada, cuando se lo devuelva él me dará otro, y así seguiremos hasta que alguien venga a separarnos.

Vuelvo a plantearme la pregunta: «Cuando esta mañana he salido de mi casa, ¿quería tener una relación a puñetazos con un desconocido?». Si la respuesta es no, ¿qué estoy haciendo entonces? Pues sencillamente lo que quiere el otro. Él sí ha salido de su casa queriendo tener una relación a puñetazos con alguien a quien no conoce. ¡Yo no!

Esto nos sucede continuamente. Todos los días hacemos cosas que no queremos hacer solo porque el otro las hace, pero él sí las hace porque quiere.

Es como cuando por las mañanas coincidimos a la misma hora en el ascensor, en el autobús o en la cafetería con alguien al que amablemente le damos los buenos días y el otro nunca nos devuelve el saludo. Esto se repetirá una, dos, tres, cincuenta, cien veces o más, hasta que un día decidimos no saludar más al maleducado, ¡qué se habrá creído!, y así, de esta manera tan sencilla, pasamos de hacer lo que queremos nosotros a lo que quiere el otro.

¡Y encima nos creemos que hemos puesto las cosas en su sitio!

17

Ante el conflicto

Una pregunta que me suelen hacer con frecuencia ante situaciones no deseadas es: ¿qué hay que hacer? Cuando aparece un conflicto en una relación o en un grupo, el primer impulso es pensar en lo que hay que hacer, pero hay algo aún más importante y es... ¡saber lo que no hay que hacer!

Voy a compartir aquí una historia tal y como me la contó el doctor Mario Jaite.

Hace más de siglo y medio, el doctor Ignaz Semmelweis trabajaba en el Hospital General de Viena. En aquella época, más del 13 por ciento de las mujeres que daban a luz fallecía de fiebre puerperal. Pero no era un problema exclusivo del hospital de la capital austríaca.

Entre 1746 y 1774, en el Hospital Hôtel-Dieu de París, la muerte alcanzó al 58 por ciento de las parturientas. En el mismo período, en el Hospital Westminster de Londres la cifra era del 68 por ciento.

Ignaz Semmelweis se rebeló ante la impasibilidad de sus colegas. Mientras ellos contemplaban cómo morían cientos de mujeres tras el parto debido a la fiebre puerperal y lo achacaban al frío, a la humedad, al hacinamiento de las salas de maternidad e incluso a la providencia, él decidió buscar una explicación y encontrar soluciones.

«¿Por qué fallecen tantas mujeres de fiebre después de dar a luz sin problemas?», se preguntaba Semmelweis una y otra vez.

Se puso a observar y vio que la mortalidad era mucho mayor en las mujeres que habían sido atendidas por médicos que en aquellas cuyo parto había asistido una comadrona. ¡Incluso las que daban a luz en la calle morían en menor proporción!

Y observó también que la mortalidad aumentaba cuando los médicos iban acompañados de estudiantes. Estos se ocupaban de ellas después de realizar sus prácticas de anatomía con cadáveres, mientras que las comadronas no realizaban ninguna tarea forense.

Fue entonces cuando a Semmelweis se le ocurrió que los médicos y los estudiantes transportaban de la morgue a la sala de partos algo infeccioso. Preparó una solución de cloruro y consiguió que se lavasen las manos con ella.

La terrible sangría de vidas que ocasionaba la fiebre puerperal terminó con un simple lavado de manos...

Estamos hablando de la asepsia. Quien más quien menos estará familiarizado con este término, incluso habrá quien piense que es aplicable única y exclusivamente a la medicina, pero ¿nos hemos planteado que en nuestra relación con las personas ya va siendo hora de que empecemos a utilizar la asepsia emocional?

¿Observamos qué consecuencias tienen nuestras palabras, nuestros comportamientos, nuestras actitudes, como en su momento hizo el doctor Semmelweis?

¿O permanecemos impasibles, como hicieron sus colegas, y para quedarnos tranquilos racionalizamos y atribuimos la causa al otro, nunca a nosotros mismos?

¿Cuántas veces nos preguntamos si tenemos algo que ver con lo que está pasando? Probablemente pocas.

En numerosas ocasiones no somos conscientes de la importancia que tiene saber qué es lo que no hay que hacer, porque a veces creemos que se puede resolver lo que sea necesario con buena voluntad y, en el caso de que no sea lo más acertado, al menos se ha hecho con la mejor intención. Y así acabamos incurriendo en la iatrogenia, pues al intentar ayudar, empeoramos la situación.

La palabra «iatrogenia» apenas se utiliza, pero lo que significa es algo que se da con mucha frecuencia: siempre que intervenimos para solucionar alguna situación y la empeoramos.

«Iatrogenia» deriva del griego *iatrós*, «médico», y *genia*, «crear», por lo que significa «provocado por el médico». Su origen lo encontramos en el ámbito de la medicina, pero en todas las profesiones existe la posibilidad de ser iatrogénicos.

¿Cuántos de nosotros no hemos sido testigos alguna vez o incluso nos hemos visto perjudicados por una solución que en lugar de mejorar una situación la empeoraba?

¿A quién no le ha sucedido en alguna ocasión que ha hecho lo que creía adecuado pensando que era la solución y ha terminado siendo un problema?

De ahí la importancia de saber qué es lo que no hay que hacer cuando se nos presenta un conflicto: no hay que humillar, no hay que ridiculizar, no hay que abandonar, no hay que negar a nadie el reconocimiento que se ha ganado, no hay que pedir a alguien algo que sabemos que no puede hacer. Hay que evitar las heridas narcisistas y, sobre todo, los agravios comparativos.

¡Aaah! ¡Con el agravio comparativo hemos topado!

Es el cáncer de las relaciones entre las personas. ¿Y cuándo empezamos a reconocer el agravio comparativo? Una vez más, desde nuestra más tierna infancia.

¿Quién no ha visto, si es que no le ha sucedido a él, un día de Navidad o de Reyes, mientras todos están abriendo su regalo, que alguien está mirando con un ojo el suyo y con el otro el de su hermano, que es más grande?

¿Acaso esto no produce un resquemor o una punzada de dolor en lo más profundo de nuestro interior?

¿Acaso no hemos asistido alguna vez a una comida familiar y hemos escuchado las quejas de alguien porque su trozo de carne es siempre el más pequeño o porque le han servido menos patatas fritas que a los demás?

¿Has oído alguna vez a un compañero de trabajo lamentarse amargamente de que su despacho, su mesa, su ventana, su sueldo, etc., es peor que el de los demás?

Cuando en una empresa me consultan sobre una situación que desean mejorar y pregunto las características profesionales o personales de alguno de los implicados, jamás me ha sucedido que me respondan con entusiasmo, alegría y cara de felicidad: «¡Oh, es tan conflictivo!». Más bien al contrario, es frecuente que comenten que es bueno técnicamente, que es trabajador, pero añaden con cara de asco: «Pero... es tan conflictivo...».

La palabra «conflicto» tiene muy mala prensa en nuestra sociedad. Pero cuando alguien señala un conflicto lo que en realidad está señalando es una situación en la que hay un desequilibrio.

El conflicto es la manifestación del deseo de que lo desequilibrado vuelva a equilibrarse, es poner sobre la mesa dos maneras de ver e interpretar la misma realidad. En definitiva, es una emoción y hay que ponerle palabras.

Hay quien intenta evitar los conflictos, sin saber que una vez que se han producido los desequilibrios, los conflictos son ineludibles.

No hace mucho, un grupo empresarial me propuso impartir un seminario que llevaría por nombre «Cómo evitar los conflictos», a lo que respondí sugiriendo que el seminario se titulara «Cómo gestionar los conflictos», ya que dedicar energía a evitar lo inevitable es perder el tiempo y el dinero.

El conflicto es inherente al ser humano. En cuanto hay más de una persona, es decir como mínimo dos, con intereses diferentes va a surgir el conflicto. Por eso es realmente sorprendente que en la escuela no nos enseñen a solucionar conflictos de la misma manera que aprendemos a resolver problemas de matemáticas.

Los conflictos no aparecen de repente ni porque sí, sino que se van gestando con el tiempo, a veces muy lentamente. Todo el mundo puede, si quiere, darse cuenta de lo que está ocurriendo, aunque en apariencia no se vea.

¿Por qué nos molesta tanto que el conflicto emerja a la superficie?

Una posible respuesta es: «Quizás sí lo vi venir, pero como no sabía cómo resolverlo miré para otro lado». O: «Tal vez no me había percatado de que los demás sí se estaban dando cuenta, y la aparición del conflicto me deja en evidencia».

Ni lo uno ni lo otro sirve para resolver el conflicto. Lo que sí puede ser de gran ayuda es preguntarse: «¿Qué tengo que ver yo con lo que está pasando?», y responderse con sinceridad. El conflicto permite restablecer el equilibrio perdido, hacerse preguntas y tomar decisiones.

En realidad, un conflicto es como el cerdo, de él se puede aprovechar todo.

A un equipo de trabajo que funciona le suceden las mismas cosas que a los equipos que no funcionan, pero son capaces de resolver los problemas inherentes al ser humano a medida que van apareciendo.

Los equipos tienen una sabiduría secreta y reaccionan con resultados positivos cuando se sienten cuidados y con resultados negativos cuando están dolidos. Un equipo sigue una línea ascendente o descendente, es decir, funciona o no funciona, y no es por casualidad sino por causalidad.

Cuando un equipo no va bien, sus componentes saben lo que está pasando, pero debido a las circunstancias, como pueden ser la presión, las prisas, la repercusión, etc., no pueden pensar con claridad, y cuando no se puede pensar con claridad cuesta mucho más encontrar la solución.

Es por eso que, paradójicamente, alguien que no esté en el día a día puede ser de gran ayuda para resolver situaciones internas conflictivas. Como reza el dicho: «Si a alguien se lo está llevando la corriente y quieres ayudarle, ten por lo menos un pie fuera del río, y si puedes tener los dos, mucho mejor».

18

La resistencia al cambio

«Si quieres crearte enemigos, intenta cambiar algo.» Esta frase de Woodrow Wilson, 28.º presidente de los Estados Unidos de América, nos ayuda a entender por qué habitualmente cuesta tanto cambiar las cosas: preferimos tener amigos que enemigos. Es decir, preferimos que nos quieran a que no nos quieran.

Estaremos de acuerdo en que hoy es impensable que ninguna persona u organización, sea grande o pequeña, puede sobrevivir sin cambios.

Es ahí donde el ser humano entra de nuevo en contradicción, o mejor dicho: transita por la ambivalencia; por un lado, necesita aceptar y adaptarse a los cambios para sobrevivir y, por el otro, desearía que nada cambiara por temor a la pérdida y a lo desconocido. Pero, nos guste o no, los cambios están aquí, vienen para quedarse, aunque se produzcan a una velocidad de vértigo.

Cuando cuento a mis alumnos que yo viví en aquellos tiempos en que la radio emitía cada día el siguiente comunicado: «Buenas noches, son las diez, bajen el volumen de sus receptores, por favor. Cumplirán con un deber ciudadano y comprobarán que la emisión sigue siendo perfecta».

Que la televisión era en blanco y negro, solo había un canal y la programación empezaba a primera hora de la tarde y terminaba a las diez de la noche, y que antes y después solo se veía la carta de ajuste.

Que para recibir según dónde una llamada telefónica, te venían a avisar a casa para que a una hora determinada estuvieras en la centralita del pueblo y así poder atender tu llamada después de que la telefonista hiciera una especie de juego de manos con las clavijas.

Que los coches, tras recorrer determinados kilómetros, se calentaban y era normal verlos formando parte del paisaje de las carreteras con el capó levantado a la espera de que se enfriaran para añadir agua.

Que para que las neveras pudieran conservar el frío había que ir a comprar una barra de hielo que teníamos que llevar a mano y sin entretenernos por el camino, ya que si era verano se derretía.

Que antes de hacer una fotografía tenías que pensar y calcular lo suyo, ya que las cámaras iban provistas de un carrete con un número limitado de instantáneas que después había que llevar a revelar, tarea en la que los profesionales empleaban unos cuantos días.

Que cuando iba al mercado a comprar fruta y verdura, la vendedora ponía los alimentos en unas balanzas cuyos platos profusamente abollados daban el peso después de intercambiar pesas de todas medidas.

Que cuando iba a comprar la leche a la vaquería (estoy hablando del Eixample de Barcelona), había que ir a una hora determinada porque después ya no ordeñaban a las vacas, y que mientras hacías cola estas te miraban furtivamente desde la estancia contigua, donde estaban estabuladas.

Que, por la noche, mientras cogías el sueño, era habitual escuchar el tac, tac, tac del bastón del vigilante de la calle y el tintineo de las llaves del sereno, al que algún vecino llamaba a gritos cuando volvía de su salida nocturna y se percataba de que se había olvidado las llaves.

Mientras cuento estas cosas, en la mirada de mis alumnos hay más asombro que cuando hablamos de robótica, de vida en otros planetas o de inteligencia artificial.

Estos son solo algunos ejemplos de cómo ha cambiado la vida cotidiana. Ahora realizamos casi todo de manera automática, mecánica e inconsciente, la mayor parte de las veces con un clic o pulsando un botón.

Te preguntarás por qué les cuento a mis alumnos todo esto. Muy sencillo, porque vivimos muchos cambios, a menudo en un corto espacio de tiempo, y tenemos que tomar conciencia del impacto que esto produce en nuestra vida y en nuestras emociones, y también en la vida y las emociones de los que nos rodean.

Un cambio no es algo baladí, tiene más impacto en nosotros de lo que suponemos. Y ya lo decía Heráclito: «No hay nada permanente en la vida excepto el cambio».

Sin embargo, a pesar de estar todos de acuerdo en que es necesario cambiar, la mayoría ofrecemos una gran resistencia. ¿El motivo? Ante un cambio, uno sabe qué es lo que puede perder, pero no lo que va a ganar.

Solo apostamos por el cambio cuando tenemos la certeza de que peor no nos puede ir. El cambio nunca se produce desde la comodidad. De hecho, el malestar y la incomodidad son el motor que pone en marcha cualquier proceso de cambio.

En el mundo laboral, cuando se tiene que producir un cambio, uno puede ser el que recibe las consecuencias del mismo o, por el contrario, el que ha de llevarlo a cabo.

Sea cual sea nuestra posición, acatarlo o implementarlo, hemos de ser conscientes de que los cambios no afectan a todas las personas por igual y que no todas tienen la misma predisposición ante ellos. Dependerá en gran medida de cómo hayan sido sus experiencias anteriores, sobre todo en la infancia, y del comportamiento de sus padres ante los cambios vividos. En cualquier caso, unos lo viven como un reto y otros como una amenaza, y consecuentemente su actitud no será la misma ni su predisposición tampoco.

Hoy es difícil imaginar una empresa en la que la tecnología no tenga un papel importante en procesos y tareas que antes realizaban las personas, pero no siempre ha sido así. Cuando a principios de los años setenta algunas empresas empezaron a incorporar la informática en su día a día, fue muy interesante observar las reacciones pues había una división de pareceres, como si no existiera el término medio. Y eso que el desconocimiento de unos y otros acerca de los procesos informáticos era prácticamente el mismo.

Unos se mostraron dispuestos a hacer las cosas de manera diferente, aunque creyeran en las ventajas del nuevo sistema como un acto de fe y se vieran obligados a aceptar su analfabetismo informático, con el consiguiente ejercicio de humildad.

Otros, por el contrario, opusieron una gran resistencia. Alegaban que con el nuevo sistema tardaban más que antes en hacer lo mismo o que a los clientes no les gustaba esa manera de trabajar, y aprovechaban la menor ocasión para manifestar a los jefes, los compañeros y los clientes que lo que se estaba haciendo era un disparate.

No obstante, si hay dos palabras incompatibles, estas son «imposición» y «cambio». Cuando se impone un cambio aumenta la resistencia al mismo.

En la mayor parte de los casos, si las personas que se ven obligadas a cambiar son las que van a recibir las consecuencias, se desatan una multitud de temores; en primer lugar a lo desconocido, y luego a perder libertad, estatus, el puesto de trabajo, autoridad, responsabilidad, condiciones laborales, poder adquisitivo, compañeros con los que están a gusto, etc.

¿Qué puede hacer uno ante tanta pérdida? Protegerse.

¿Qué hay que hacer ante una pérdida? Pasar el duelo.

El duelo es el tiempo que precisa la persona que ha sufrido una pérdida para expresar su dolor y que este no invada el resto de su vida. Es un proceso de integración de las emociones por el que hay que pasar si se quiere superar la pena, es decir, conservar lo bueno de lo vivido y dejar marchar lo que se ha perdido. Sirve para soltar lastre, para dejar lo que ya no nos vale y poder seguir nuestro camino con el peso justo.

El duelo tiene varias fases, y el tiempo que se le dedica a cada una y el que transcurre entre ellas depende de la persona.

La primera es la fase de incredulidad y desconcierto, en la que se tiene una sensación de paralización, interrumpida por sentimientos de pánico y explosiones de furia.

Esta fase, como las demás, es inevitable, hay que pasar por ella; cualquier intento de evitarla solo servirá para crear problemas, porque los sentimientos asociados con la pérdida surgirán más tarde, a menudo con un efecto mucho más complejo.

Luego aparece la fase de rabia, de rebelarse contra lo que ha pasado. Normalmente a esta fase le sigue un período de añoranza y de intentos de recuperación de lo que se ha perdido; esto puede venir acompañado de sentimientos de rechazo de la nueva realidad.

La fase final es la de aceptación del cambio, y el mundo psíquico de la persona afectada quedará redefinido. Habrá un sentimiento de esperanza y aparecerán nuevas opciones.

Hay un hecho que no podemos pasar por alto y es que, ante cualquier cambio, la comunicación juega un papel decisivo.

Comunicar de manera adecuada un futuro cambio reduce sensiblemente las indeseadas consecuencias de la resistencia al mismo.

La posibilidad de decirlo con tiempo para que cada uno pueda ir haciéndose a la idea y viva su duelo particular es una buena opción, es como preparar el viaje que comienza con ese cambio.

La implantación de nuevos procesos, horarios, destinos o responsabilidades sin consulta previa, o con falta de información al inicio y durante el proceso, es uno de los factores que más rechazo producen. Y no digamos ya si percibimos que no todos los que vamos a estar involucrados disponemos de la misma información.

Saber que se está cociendo algo y que estamos fuera del círculo de los que están al tanto nos genera un profundo y doloroso sentimiento que a la larga deriva en resentimiento. Incluso podemos tener una sensación de naturaleza persecutoria que nos provocará una vivencia paranoide y afectará en gran medida a nuestra autoestima. Esta se quedará seriamente dañada durante un tiempo, lo que se reflejará en todos y cada uno de nuestros actos cotidianos, pero la iremos recuperando a medida que vayamos reparando el dolor en nuestro proceso de duelo.

Cuando, por las razones que sean, debemos implementar un cambio, hay que tener presente que es uno de los momentos en los que más interviene el corporativismo inconsciente colectivo del que hemos hablado en un capítulo anterior.

19

La envidia y los celos en la empresa

Vamos a arrojar un poco de luz sobre algunos temas que habitualmente están a oscuras.

Mientras escribo esto, estoy pensando que no sé si están a oscuras o es que son oscuros de por sí. Quizás se trate de las dos cosas.

Pero ¿somos los humanos tan torpes como para tener a oscuras algo pudiendo sacarlo a la luz?

No, no somos torpes, somos muy espabilados. Y si mantenemos algo en la oscuridad no es por casualidad, sino porque si lo sacamos a la luz y no sabemos qué hacer con ello nos angustiamos.

Veamos qué ocurre con la envidia y los celos en la empresa.

Es sorprendente que tanto en la literatura como en las escuelas de negocios no se encuentren referencias a la envidia, algo que es habitual en el día a día de las empresas.

Todos en algún momento hemos tenido constancia de que lo que estaba sucediendo a nuestro alrededor era a causa de la envidia de una persona hacia otra. Y todos hemos sido testigos de que algunas decisiones se han tomado en pleno ataque de celos profesionales.

Por estos dos motivos, porque nadie habla de ello y porque sabemos que están por todas partes, es por lo que vamos a pensar en la envidia y los celos. Analizaremos su origen y los mecanismos utilizados en el ámbito profesional para hacerles frente.

Román, que había nacido en un pequeño pueblo, siempre quiso estudiar en la ciudad. Su deseo era llevar una vida cosmopolita, dejar atrás a la buena gente que eran sus vecinos y codearse con gente importante de la capital.

En aquella época las personas más importantes del pueblo eran el sacerdote, el médico y el alcalde, y puesto que de sacerdote no se veía y el alcalde debía vivir en el pueblo, optó por estudiar medicina.

Como médico, ya se veía siendo admirado, respetado y querido por todos.

Al finalizar sus estudios, y tras varios trabajos que no estaban relacionados con la medicina pero que se había visto obligado a aceptar para costearse los estudios, fue contratado en un gran hospital.

La verdad es que Román no era simpático por más que se esforzara, no lucía agraciado por más que siendo bajito anduviera como si fuera alto, sus compañeros a menudo se olvidaban de invitarlo cuando quedaban para salir, no era elegante aunque los copiara, y estaba tan incómodo consigo mismo por no sentirse en su hábitat natural que los de su alrededor lo percibían y no hacían nada para acercarse a él.

Era lo que podríamos llamar un resentido con la vida, ya que esta le había negado lo que él deseaba poseer.

Pero era un trabajador incansable y suplía las cualidades de las que carecía con una entrega tal que parecía que fuera el propietario del mismísimo hospital.

Desde que llegó, le molestaba sobremanera la presencia de una doctora que hacía ya unos años que trabajaba allí. Ella había nacido en esa ciudad y estaba acostumbrada a relacionarse en sociedad, por lo que conocía a casi todo el mundo, incluidos los gerifaltes y los accionistas del hospital.

No había manera de encontrar en el hospital a alguien que no respetara a la doctora. Todos se sentían agradecidos por lo que había hecho por ellos y por cómo los había tratado en momentos difíciles. Siempre estaba dispuesta a colaborar en lo que fuera necesario por el bien común. Era al mismo tiempo discreta y depositaria de grandes confidencias por parte de todo el personal. En una palabra, todos la querían.

Román se propuso desde el primer momento ensombrecer la figura de la doctora, cuya presencia le irritaba profundamente sin saber muy bien por qué, y la única razón era que ella poseía lo que Román siempre había deseado tener. Empezó a desplegar una campaña para desacreditarla, y con el tiempo fue tan evidente que la dirección del centro tuvo que llamarle la atención en varias ocasiones.

El hospital tuvo que cambiar su cuadro directivo y los que entraron no tenían, como los anteriores, a las personas como activo principal, sino los aspectos económicos y financieros.

Fue entonces cuando Román pudo redoblar sus esfuerzos empujado por la envidia y, arropado por la indiferencia de sus superiores, no cejó hasta que la doctora decidió dejar su puesto, para consternación de muchos de los empleados del hospital y de los pacientes.

La envidia ejerce una gran influencia sobre nuestros actos, nuestro comportamiento y nuestras motivaciones. Juega un papel protagonista en la sociedad, y en cambio es un tema tabú en las empresas, las relaciones personales y las familias, pero sentimos sus efectos por todas partes. Por este motivo, todavía llama más la atención que no se haga referencia a ella en ningún espacio de la vida profesional.

La envidia surge en el momento en que dos seres vivos evolucionados son susceptibles de compararse el uno con el otro, y es uno de los temas más punzantes de la vida en sociedad.

El antropólogo George Foster se refiere a la envidia como «una emoción particularmente peligrosa y destructiva, ya que va de la mano de la animosidad; la animosidad conduce a la agresión y esta, a una violencia capaz de destruir».

Pero ¿qué es la envidia? ¿Es un estado consciente o inconsciente? ¿Puede la envidia servir de motivación?

Una de las pocas cosas en las que todo el mundo coincide es en que existe, a pesar de que es inodora, invisible, inaudible e intangible.

Podríamos definirla como una mezcla de deseo, irritación y odio que nos predispone contra la persona que posee algo de lo que carecemos. Atención al matiz, se envidia lo que el otro posee, no a la persona en sí. Lo que la persona nos genera es un gran resentimiento por el hecho de poseerlo.

Normalmente el objeto de deseo es la riqueza, el poder, el prestigio, el amor o la belleza, nunca la pobreza, la fealdad, el dolor o el sufrimiento.

Para sentir envidia no es necesario tener relación alguna con el envidiado. Descubrir que alguien posee lo que deseamos pone en evidencia que sí es posible tenerlo, echando por tierra nuestra consoladora idea de que si no lo tenemos es porque no se puede tener. Por eso el sentimiento de envidia genera frustración.

La envidia es un arma de doble filo. Hay que temer las consecuencias tanto para el que la siente como para el que la sufre. Un refrán español dice: «Si quieres ser feliz en esta vida, no debes ser ni envidioso ni envidiado».

No podemos ir por la vida pensando que la envidia no existe, porque así no nos protegeremos y las acciones del envidioso nos pillarán desprevenidos.

Pero tampoco podemos estar pendientes en todo momento de los demás, ya que por temor a que nuestras acciones o logros desaten la envidia de los que están a nuestro alrededor nos frenaríamos a la hora de conseguir lo que nos permiten nuestras capacidades, actuando esa posible envidia como efecto paralizante, que en realidad es lo que el envidioso pretende cuando muestra sus reacciones.

La envidia no siempre se muestra al natural. Hay sentimientos que son formas disfrazadas de esta. Es el caso, por ejemplo, de la admiración y la adulación. Desde siempre se ha dicho que la alabanza y el halago son peligrosos. Lo que ocurre en realidad es que no asociamos la admiración que el otro nos manifiesta con la envidia, por eso no nos hallamos en estado de alerta para protegernos de un posible ataque.

En general, admiramos al que tiene o es lo que a nosotros nos gustaría tener o ser. De forma inconsciente, nuestro admirado, nuestro ídolo, se convierte en nuestro envidiado.

Además, ¿quién va a pensar que sentimos envidia de alguien de quien siempre hablamos bien?

Podríamos decir que el halago es la envidia disimulada.

Cuando queremos igualar o emular a nuestro ídolo, aparece la herida narcisista, es decir, tomamos conciencia de que nos falta algo que deseamos y nace el sentimiento de inferioridad.

La hostilidad hacia el que posee lo que deseamos puede expresarse de tres formas:

- Débil: manifestando contrariedad o descontento en su presencia.
- Moderada: en forma de animosidad.
- Intensa: demostrando inquina de forma reiterada con actos y palabras.

La estrategia más utilizada por el envidioso es la desacreditación. Con ello pretende rebajar al otro, cuando en realidad le denigra porque le envidia. El que desacredita intenta demostrar que no tiene nada que envidiar de esa persona y para ello recurre a la crítica destructiva.

Es habitual confundir la envidia con los celos, utilizando en ocasiones estos términos de forma indistinta. Sin embargo, hay una diferencia fundamental que depende del contexto interpersonal en el que se originan.

La envidia se produce entre dos personas, mientras que para que existan los celos tiene que haber otra más implicada. Es decir, los celos se establecen en referencia a un tercero.

El celoso desconfía al ver que una nueva figura aparece en una relación de dos y teme ser relegado y perjudicado por ella. Al celoso no lo domina el deseo de poseer sino el de conservar, y este surge ante la perspectiva de una posible pérdida. Es un proceso muy complejo y doloroso.

Los celos precisan de una relación más estructurada con el otro, en la que se tenga noción de pertenencia y de pérdida. El celoso sufre porque anticipa y empieza a hacer el luto por la pérdida.

El celoso tiende a disimular menos que el envidioso ya que cuenta con cierta indulgencia social, sobre todo si es un niño el que tiene celos; en tal caso, incluso nos despierta ternura que sufra con la llegada de una hermanita o un hermanito.

Veamos un ejemplo.

Pol tiene tres años. En estos tres años de existencia, solo tiene motivos para sentirse el niño más feliz del mundo: es el primer hijo y es un hijo deseado; es el primer nieto y es un nieto deseado; es el primer sobrino y es un sobrino deseado.

Su espontaneidad pone de manifiesto que se siente muy cómodo siendo el centro de su universo. Aprende tempranamente a andar, a hablar, y siempre quiere comer solo porque, como él dice: «Yo ya soy mayor».

Un día de otoño, sus papás le cuentan una cosa que Pol no acaba de entender muy bien, pero por el tono supone que será como ir de vacaciones. Es algo que será muy divertido porque podrá jugar con él, irá a todos sitios con él, podrá enseñarle cosas y así no estará solo y aburrido...

—Vas a tener un hermanito —le dicen.

Pol no tiene ni idea de lo que significa tener un hermanito por la sencilla razón de que es la primera vez que va a vivir algo así, pero intuye que difícilmente estará mejor que hasta ahora. Y en esa ambivalencia espera el acontecimiento que, según le cuentan, tiene la forma de la barriga de mamá y está a punto de producirse.

Y por fin llega el día. Pol irá a conocer a su hermanito.

Su decepción es inmensa. Su hermanito no le aporta nada, no le contesta, no sabe jugar y no ha hecho más que llorar todo el tiempo que él ha estado allí...

Pol está desconcertado porque su hermanito no solo no le ha dado nada que le interese, sino que siente que se lo ha quitado casi todo, o sin el casi: se lo ha quitado todo.

Su mamá ya no es solo su mamá, es la mamá de los dos...

Su papá ya no es solo su papá, es el papá de los dos...

Los demás adultos están siempre pendientes del dichoso hermanito y sus conversaciones giran en torno a él: a quién se parece, cuánto pesa y qué guapo es; en fin, cualquier excusa es buena para hablar del recién llegado.

Con el tiempo, la situación empeora para Pol, pues el recién llegado está siempre con su mamá y ella ya no puede estar con él como antes. Y tampoco puede jugar con él porque tiene que ocuparse del hermanito.

Pol empieza a cambiar, ya no está ni tan feliz ni tan contento, mejor dicho, solo lo está cuando el pequeño no está presente, y sin darse cuenta, de forma inconsciente, modifica su comportamiento, que cada vez se asemeja más al de su hermano. Su actitud es claramente regresiva: pide que le den la comida, hay problemas con el control de esfínteres, habla como si tuviera menos edad de la que tiene y llora por todo.

Y ahora hay que vigilarle porque cuando está a solas con su hermano siempre sucede algo, y parece que Pol tiene que ver con ello ya que los lloros del bebé no son normales, aunque Pol lo niegue sistemáticamente.

Cada vez con más frecuencia, Pol pellizca, estira del brazo o directamente le da un manotazo a su indefenso hermano. Le es imposible no manifestar su malestar. Cuando sus padres le regañan por su comportamiento, Pol los mira perplejo, como si ni él mismo fuese capaz de entender qué le está pasando ni por qué le hace esas cosas a su hermano.

«Yo me siento mal, muy mal, y no voy a permitir que tú estés muy bien mientras yo estoy así. Te vas a sentir tan mal como yo», suponemos que es su sentimiento.

Lo que le ha sucedido a Pol con su hermanito es algo que todos entendemos.

Leer la vida de Pol nos produce ternura porque es un niño, y los niños sufren cuando tienen celos. Pero no olvidemos que en realidad... sufren porque tienen celos.

Y a los adultos, los celos nos producen el mismo efecto que a los niños, con una gran diferencia: ellos no los disimulan y nosotros, la mayor parte de las veces, sí.

20

El acoso

Hace unos cuantos años recibí un e-mail de una alumna que había cursado mi asignatura cuando estaba de Erasmus en Barcelona. Decía así:

> Apreciada profesora:
>
> Espero que esté bien.
> Le escribo para pedirle tres cosas: la primera, que por favor lea este e-mail; la segunda, que me diga si lo que describo es un caso de acoso y qué debo hacer, y la tercera, que cada vez que vaya a explicar a sus alumnos el tema del acoso en la empresa, les lea este e-mail y que escuchen con mucha atención.
> La primera vez que oí hablar de este tema fue en su clase, y aunque no dudé de que estas cosas podían ocurrir, nunca pensé que me fuese a pasar a mí.
> Muchas gracias por su tiempo y quedo a la espera de sus comentarios y sus consejos.
>
> Erika

A continuación, escribía:

Hace unos meses empecé a trabajar en una gran multinacional.
Me asignaron como jefe a un responsable de departamento, con la finalidad de que fuera mi tutor durante mi primer año.
En nuestra primera conversación me comunicó que para aprender tenía que trabajar duro y que cuanta mayor fuera la presión más aprendería.
Empezó su tutoría con una avalancha de correos recordatorios de tareas que tenía que realizar que fueron en aumento, acompañados de un sinfín de llamadas telefónicas para encargarme trabajos con unos límites de tiempo imposibles, a no ser que les dedicara las veinticuatro horas seguidas.
Los trabajos que realizo jamás son de su agrado, siempre están o mal hechos o mal presentados, y los hay que no se ha molestado en revisar y se quedan sobre su escritorio semanas y semanas.
Solo hace comentarios sobre mis tareas cuando hay alguien delante y son siempre negativos, dichos con tono irónico o despectivo.
A solas, me recuerda permanentemente que soy una mindundi, que no me vaya a creer que porque tengo una sólida formación académica, domino la informática y hablo varios idiomas de forma fluida voy a tenerlo todo hecho en el mundo laboral.
Lo peor es su mirada, que no sé si es de desprecio o de lástima.

Con el resto de mis compañeros me siento a gusto y me llevo más que bien, cosa que parece que también le molesta porque no duda en denigrarme y bromear con muy mal gusto acerca de lo que digo o hago.
Empecé con todas las ganas y la ilusión del mundo, pero siento que según pasan los días me cuesta más levantarme para ir a trabajar. Cuando vuelvo a casa estoy realmente cansada, y no consigo reponerme porque no puedo conciliar el sueño y termino durmiendo poco y mal.
Percibo que mis compañeros ven lo que está sucediendo y me sorprende que ninguno diga ni haga nada, al menos los que tienen más antigüedad. Yo tampoco me atrevo a decir nada porque acabo de llegar y no quiero que en mi currículum pueda parecer que soy mala trabajadora o una persona conflictiva.
La verdad es que no sé qué hacer... Estoy muy triste...

Si hay algo que apunta directamente a la línea de flotación del sistema emocional es el acoso psicológico.

Con el acoso sucede lo mismo que con otros aspectos que tienen que ver con las personas y que es más que probable que nuestros abuelos nunca hayan oído hablar de ellos. No sé si han existido siempre, pero antes no se tenía acceso a la información con la facilidad y la inmediatez actuales.

Tal vez lo que sucede es que se produce el efecto dominó, que anima a ciertos individuos a copiar lo que hacen otros cuando se enteran por la televisión, la radio, la prensa o a través de las redes sociales.

Alguien les ha dado la idea o ya la tenían en mente, y al ver el protagonismo y la notoriedad que adquiere el ejecutor de esas acciones deciden que ellos también quieren tener su minuto de gloria.

Si hay una cuestión espinosa donde las haya es el acoso en las relaciones personales y en el trabajo. Como dice Marie-France Hirigoyen, doctora en Medicina, psiquiatra, psicoanalista y terapeuta familiar, formada en Francia y Estados Unidos y una de las expertas mundiales de mayor credibilidad, se da un símil «con las espinas en las rosas, pues, seducidos por la belleza de la flor, no nos percatamos de la espina hasta que esta nos produce dolor. O como cuando estamos saboreando un exquisito pescado y, mezclado con el delicioso manjar, una espina se introduce en nuestro aparato digestivo; en algunos casos ha llegado a causar la muerte. Así sucede en algunas empresas, en las que junto a abnegados y honestos colaboradores tenemos bajo nuestra responsabilidad a algunos individuos que son las espinas de la organización».

¿Qué es el acoso?

Para Marie-France Hirigoyen, «por acoso hay que entender cualquier conducta abusiva manifestada mediante comportamientos, palabras, actos, gestos, miradas, escritos que puedan atentar contra la personalidad, la dignidad o la integridad física o psíquica de un individuo poniendo en peligro su salud y, si se da en el trabajo, su empleo y degradación en el clima de trabajo».

El *Diccionario de la Real Academia de la Lengua Española* lo define como «un trato vejatorio y descalificador hacia un individuo, con el objetivo de desestabilizarlo psíquicamente».

El rasgo característico del acoso psicológico es que no se trata de algo puntual, sino que las acciones se van repitiendo a lo largo del tiempo y de manera progresiva, lo que genera en la víctima impotencia, incertidumbre, pérdida de autoestima y de confianza en sí misma.

Empecé a investigar sobre este tema hará unos veinte años, cuando llegó a mi consulta el primer caso de acoso.

Hace diez años me alarmé por la cantidad de horas solicitadas en mi consulta por esta cuestión y sobre todo por las edades de quienes pedían la cita, porque eran cada vez más y más jóvenes. Y sobre todo por el estado en el que llegaban.

El acoso no es fruto de la casualidad o el azar y al que le toca, le toca. No, el acoso se produce cuando se encuentran personas con unas características determinadas en un lugar concreto, y cuando la vivencia de uno de ellos respecto a la presencia del otro desencadena la situación de acoso.

¿Qué perfil tiene el acosado?

Cuando en algún foro en el que estamos trabajando este tema lanzo la pregunta: «En esta situación descrita de una clara situación de acoso, ¿quién es el débil y quién es el fuerte?», la mayor parte de las veces se tiende a creer que en una relación tóxica el acosado es el débil y el acosador el fuerte.

Pensamos que el acosado es alguien poco brillante, pusilánime, y que debido a su carácter no es capaz de defenderse por sí solo, y que el acosador es alguien competente y de fuerte carácter que hace un uso abusivo de sus facultades. Pero es justamente al revés: en el caso del acoso, el acosador es el débil.

El acosado acostumbra a ser alguien que posee algo que el acosador desea y sabe que no lo va a tener nunca. Estamos hablando de talento, formación, belleza, futuro, dinero, simpatía, complicidad con sus compañeros o sus jefes.

Las personas acosadas al principio no quieren sentirse ofendidas y no se toman en serio las indirectas y las vejaciones que reciben de forma velada y con regularidad. Les parece imposible lo que están viviendo, no les cabe en la cabeza tanta maldad.

Uno no sale de su asombro cuando es víctima de un sinnúmero de sutiles maniobras, pero poco a poco va perdiendo la confianza en sí mismo. Día tras día, el acosado vuelve del trabajo a casa desgastado y le resulta difícil recuperarse.

El acosador vive al acosado como una amenaza e inicia una defensa a ultranza, como si le fuera la vida en ello. Ve al acosado como alguien que va a poner en evidencia sus carencias o que hará que se tambalee su poder, y como medida desesperada pone en marcha su silencioso y mortífero plan para ir minando a la víctima, hasta que el desgaste sea tal que, debido a una enfermedad física o psíquica, ya no suponga un peligro para él. Su plan perversamente planificado tiene como fin quitarlo de en medio.

El acosador es especialista en humillar y debilitar al otro sin dejar huellas visibles. Y necesita autoafirmarse a costa del acosado.

Llama la atención con qué facilidad se dan cuenta ambos, acosador y acosado, de la presencia del otro y, en cambio, lo difícil que es que quienes están a su alrededor lo reconozcan abiertamente. El hecho de que no digan ni hagan nada al respecto es registrado con mucho dolor y desconcierto por el acosado. «¿Serán imaginaciones mías?», se pregunta en su soledad.

Sin embargo, lo que sucede es que unos de manera inconsciente y otros de manera consciente temen que, al defender al acosado, el acosador dirija hacia ellos su inquina.

El acoso es inodoro e incoloro, y tiene un fuerte sabor amargo.

Cuando el acoso lo sufre alguien mayor, con experiencia y largo recorrido profesional, no es menos duro ni dañino, pero al menos tiene la posibilidad de defenderse.

Pero cuando se da en los inicios profesionales, con la influencia que tiene toda primera experiencia, el resultado es devastador para la autoestima del que lo sufre.

En un grupo de personas, como hemos visto anteriormente, no es de extrañar que se originen conflictos, pero estamos hablando de algo que al principio tiene las mismas características pero que resulta más complejo.

En la sociedad, en las empresas y sobre todo en los medios de comunicación se habla abiertamente, cosa que en otros tiempos era impensable, del acoso sexual, sin embargo este no es más que uno de los aspectos del acoso en un sentido amplio.

El porcentaje de acoso psicológico es mucho mayor que el de acoso sexual, pero es más difícil hablar de él, escuchar al que lo sufre y que aflore a la superficie.

En España, según el informe de balance de gestión de la Inspección General del Trabajo y de la Seguridad Social correspondiente a 2016, ese año se recibió una denuncia de acoso por día. El desglose de los datos refleja que las denuncias fueron un 64 por ciento por acoso psicológico y un 12 por ciento por acoso sexual.

En Europa, la mayor tasa de acoso psicológico se registra en los sectores de la salud y el trasporte; las más bajas, en la agricultura y la construcción.

Según datos de la Organización Médica Colegial (OMC) de 2016, un 43,5 por ciento de los médicos afirma haber sufrido alguna situación de acoso, maltrato o discriminación en su centro de trabajo. De los datos de dicho estudio se deduce que las mujeres son quienes más lo padecen. Un 75 por ciento de mujeres con puestos de alta dirección manifiesta haberlo sufrido y un 74 por ciento de mujeres con alta capacitación profesional también.

Y como último dato, que da que pensar y mucho, el 70 por ciento de los acosadores son reincidentes y en el 80 por ciento de los casos la empresa conoce la situación y no hace nada para terminar con ella.

El acoso no es necesariamente fruto de un abuso de poder de un superior hacia un subordinado, sino que también se da entre iguales.

Cuando un compañero acosa a otro, sus superiores no suelen intervenir ni prestarle demasiada atención. Solo toman conciencia del problema cuando la víctima reacciona de una manera muy visible (crisis nerviosa, llanto...), o cuando está de baja con demasiada frecuencia.

En realidad, el conflicto se agranda porque la empresa no interviene, y la frase habitual es: «Ya son ustedes mayorcitos para arreglar solos sus problemas».

Hortensia es directora de Recursos Humanos, tiene una dilatada experiencia en grandes corporaciones y es considerada un referente entre los de su profesión.

Un buen día, ante la estupefacción de la plana mayor de la empresa y del resto de los empleados, anunció que dejaba su puesto.

Cuando le preguntaron el motivo, dijo:

—No quiero ser cómplice de un solo caso más de acoso psicológico en esta empresa.

Unos meses después, hablando entre colegas, me expresó su malestar porque se sentía impotente ante las situaciones de acoso:

—Es tan claro el perfil del acosador, son tan evidentes las situaciones en las que actúa y las consecuencias, que el último episodio me ha hecho tomar la decisión.

Y a continuación me explicó:

—Ernesto es un mando intermedio que tiene como característica personal la mediocridad, pero cuenta con antigüedad en la empresa.

»El primer aviso de su personalidad perversa lo dio cuando se prestó, con el visto bueno de sus superiores, a hacer lo que él llamó "un trabajo sucio necesario", que consistió en despedir sin motivo a algunos de los mejores colaboradores, gente trabajadora y honrada, con el fin de reducir gastos y así obtener el bonus como jefe de departamento por sus resultados económicos.

»Poco a poco, y siempre con el visto bueno de sus superiores, fue ganando terreno y ha acabado siendo una persona temida en la empresa.

»Su primera víctima fue un empleado, profesional competente y muy querido por sus compañeros, que él mismo había solicitado para su departamento. Un par de años después, el que fuera profesional competente tuvo que pedir la baja por depresión, y al reincorporarse pidió que le cambiaran de departamento.

»Hablé con él tantas veces como fue necesario y me contó con detalle cómo se comportó Ernesto con él. Lo aisló, lo denigró, hablaba mal de él a sus jefes, con frecuencia le verbalizaba lo mucho que cobraba para lo poco que hacía, le negó información básica para hacer bien su trabajo, todo de una manera tan sutil que nadie se daba cuenta.

»Empecé a observar a Ernesto, y vi que repetía este comportamiento cada cierto tiempo con distintos colaboradores suyos y con el mismo resultado: trabajadores competentes que terminaban como trapos.

»Cada vez que hablaba con la dirección y les hacía saber lo que sucedía, ponían en duda que alguien tan valioso para la empresa pudiera estar teniendo tal comportamiento, y ante mi propuesta de tratamiento psicológico para Ernesto solo aceptaban trasladar a su víctima a otro departamento, pero a él ni tocarlo.

»Por lo que un buen día decidí que debía hacer algo al respecto y dejé mi puesto de trabajo, que era seguro y muy bueno, para buscar otro en el que se cuidara y protegiera a las personas de los depredadores.

Esto que me contó Hortensia no es tan excepcional, como así lo demuestran las estadísticas antes citadas.

En el mejor de los casos, la solución que acostumbra a proponer la empresa consiste en un cambio de puesto de trabajo, ¡pero del acosado, no del acosador!

Sin embargo, y por fortuna, si en algún momento alguien de la empresa reacciona de un modo sano, el proceso se detiene.

Aunque parezca imposible, también se dan casos de acoso de un subordinado a un superior, como veremos en el ejemplo siguiente. Pero los datos indican que son menos frecuentes, se estima que un 3,5 por ciento.

Calibrados y Rodamientos era una empresa en la que reinaba un buen ambiente: los empleados llevaban tiempo trabajando juntos y a gusto, tenían muy buena relación con el director, al que cariñosamente llamaban «jefe», y los resultados económicos eran francamente buenos.

Pero el «jefe» enfermó de gravedad repentinamente y a los pocos meses falleció. El ambiente en el trabajo cambió de un día para otro.

El puesto de director general quedó vacante y enseguida los más próximos al cargo empezaron unos a especular en silencio y otros a postularse abiertamente.

Los accionistas, debido a que no veían a ninguno de los subdirectores con capacidades para ocupar dicho puesto, decidieron que con la ayuda de una empresa de selección buscarían a alguien mejor preparado.

Dos meses después, un nuevo y flamante director general, el señor Trabal, era presentado por los accionistas a los que a partir de entonces serían sus colaboradores. Poco podía imaginar el nuevo director con lo que se iba a encontrar.

Molestos por no haber sido escogidos para el cargo, pues según ellos tenían las capacidades necesarias, tácitamente y sin oficializarlo con ningún acuerdo, y sin tan siquiera verbalizarlo, los subdirectores iniciaron un acoso psicológico en toda regla.

Para poder ejercer su trabajo, el señor Trabal necesitaba información de la empresa y de su actividad hasta la fecha, que naturalmente estaba en posesión de sus subdirectores, pero por lo visto estos habían perdido la memoria ya que la documentación que le proporcionaban llegaba con cuentagotas. Habitualmente esta información iba acompañada de comentarios irónicos acerca de su desinformación, dudando veladamente de su capacitación para el puesto y dejando caer que lo más probable es que durase poco tiempo, dada su poca eficacia.

Los resultados empresariales pusieron de manifiesto que el rendimiento del señor Trabal no era el esperado y, antes de que los accionistas tomaran una decisión y en vista de la dificultad para ejercer su trabajo, él decidió renunciar a su puesto.

Podríamos pensar que el acoso se circunscribe al ámbito empresarial y cuesta imaginar que también se dé en el mundo del deporte y en equipos de élite. Pero la realidad siempre supera a la ficción, y en los equipos deportivos también se producen casos de acoso que son tan difíciles de desenmascarar como en la empresa o en las relaciones personales.

Al fin y al cabo, las relaciones entre los jugadores y su equipo técnico no son ni más fáciles ni más difíciles que entre los responsables de una empresa y sus colaboradores, y si hay que apostar por algo me inclino a pensar que son más complicadas, sobre todo en un equipo de élite en el que los jugadores tienen, por regla general, un sueldo bastante más elevado que los técnicos, y sus directivos no solo no cobran sino que ponen dinero. En fin, la pirámide al revés. ¿Somos capaces de visualizar una pirámide en la que el vértice sostiene a la base? Difícil, ¿verdad?

Las plantillas de fútbol, de baloncesto, de balonmano, etc., no son equipos de trabajo en los que sus miembros son fijos y hay pocos cambios; al contrario, es difícil, si no imposible, que un equipo profesional no tenga nuevas incorporaciones cada temporada.

Imaginemos que se incorpora un nuevo jugador joven, dotado de una técnica sobresaliente, buenos modales, que cursa sus estudios de forma sobresaliente, un físico agraciado y con muy buena prensa. Llega para ocupar en un futuro no muy lejano un puesto concreto, el de la estrella del equipo cuando esta empiece a declinar.

¿Cómo reaccionarán la estrella y su círculo ante la llegada de la promesa?

Los lectores que sigan la marcha de los equipos deportivos estarán pensando que eso es algo que sucede en algunos casos.

Una de las posibilidades es que el jugador estrella aparente sentirse satisfecho con la llegada de su relevo, pero que en realidad no sea así. Los desplantes son constantes. El que acaba de llegar y sus compañeros lo pueden comprobar en el vestuario, en los entrenamientos, en los desplazamientos y en los partidos.

Este comportamiento manifiesto es visible para el que lo sufre y para el que lo observa: la promesa es vista como una amenaza por parte de la estrella, y mientras la promesa siga siendo promesa, la estrella seguirá gozando de su privilegio, por lo que hará todo lo que esté en su mano para que el relevo se produzca lo más tarde posible.

Pero no siempre es así. También se da el caso de que cuando llega la promesa el que da el primer paso para que la acogida sea cómoda es la estrella, se pone a su lado en todo y para todo, lo protege y tutela como si quisiera que nadie lo molestara, y si a alguno de los compañeros de equipo se le ocurre comportarse de manera inadecuada con la promesa, se las tendrá que ver con él, con la estrella.

Ante esta actitud podríamos pensar que la estrella cuida del recién llegado por puro altruismo, para que alcance más rápidamente la excelencia, pero una vez más las cosas no son lo que parecen. En realidad, consciente o inconscientemente, lo que se propone la estrella es que, a cambio de esa protección, la promesa se sienta en deuda con él, porque es más difícil crecer y asentarte en tu juego si eso conlleva quitarle el puesto a alguien que, pudiendo haberte hecho daño, te ha hecho un favor protegiéndote.

Hemos visto en numerosas y míticas películas este comportamiento: «No te va a pasar nada si haces lo que yo quiero», lo que equivale a protección a cambio de obediencia a la autoridad.

21

La gestión del éxito

Hace tiempo tuve el privilegio de escuchar en un acto organizado por Sport Cultura Barcelona, en el Centre Excursionista de Catalunya, las experiencias de todas y cada una de las ascensiones que ha protagonizado Edurne Pasabán, la única mujer en el mundo que hasta la fecha ha coronado las cimas de las montañas más altas del planeta. En total, catorce ochomiles.

Me será muy difícil olvidar las conclusiones aplicables a la vida que extraje de sus hazañas y de visionar sus películas. Recuerdo con precisión el primer fotograma de cada filmación: muchas personas en fila, cargadas con unos bultos tan grandes que casi no cabían en la pantalla y bajo los cuales parecían hormigas, que con una lenta y pesada marcha enfilaban un camino empinado que parecía no tener fin.

Edurne nos aclaró que eran los porteadores, que llevaban el material para establecer el campamento base, sin el cual no sería posible iniciar la ascensión.

En aquel momento mi pensamiento fue que en la vida de todo el que consigue el objetivo que se ha propuesto, siempre hay un número de personas anónimas que nunca salen en la foto y sin las cuales no hubiera sido posible alcanzarlo.

A continuación vimos las ascensiones: unas tenían más dificultad que otras, pero todas eran complicadas según se iban acercando al objetivo.

Entonces pensé que, como en la vida, cuando uno sabe lo que quiere conseguir, se prepara a conciencia y va a por ello con decisión; los percances que se encuentra por el camino se superan.

Seguimos con el visionado y por fin vimos el momento cumbre, nunca mejor dicho: la llegada a la cima.

—¿Qué hacéis cuando llegáis a la cumbre? —pregunté.

—Sentir una gran emoción, inmortalizar el momento y salir rápido de allí —respondió Edurne—. Es la zona de la muerte, la falta de oxígeno es peligrosa. Hay que iniciar el descenso sin entretenerse.

Inevitablemente, mi pensamiento fue que cuando uno consigue un éxito debe ser consciente del posible peligro que entraña. Ya lo decía Carl Jung: «Cuando alguien me cuenta un éxito, le digo: "Espero que no te haya dañado demasiado"».

Y llegó el momento de observar los descensos. Ahí lo sorprendente fue la cantidad de percances que hubo. Todos estaban relacionados con lo que estaban haciendo, a saber: alguna rotura de pierna, amputación de algunos dedos por congelación e incluso algún deceso.

En aquel momento pensé que el camino de vuelta de un éxito es más tortuoso que el de ida.

Y mi conclusión final de la experiencia fue la siguiente:

En todo proyecto hay personas anónimas sin las cuales no sería posible llevarlo a cabo y que nunca van a salir en la foto.

En el ascenso hacia el éxito suceden menos percances que en el descenso.

Cuando uno alcanza el éxito, hay que apresurarse a salir rápido porque parece que no es nuestro hábitat natural.

En la montaña, como en cualquier proyecto, lo importante no es llegar arriba sino regresar abajo.

Y, a poder ser, acompañado de todos los que han subido.

Hasta ahora hemos visto factores que nos ayudan a alcanzar el éxito en el trabajo en equipo, pero ¿qué ocurre en un equipo después de alcanzar el éxito?

Es sorprendente que, en la actualidad, la gente huya del fracaso como de la peste y se dirija obstinadamente hacia el éxito, como cuando la fiebre del oro, sin tomar conciencia de las consecuencias que va a tener en nuestra vida. Porque no hay acto sin consecuencia.

¿Será que se nos prepara más para el fracaso que para el éxito? ¿Será que nos sentimos un poco menos mal cuando estamos al lado de un perdedor que de un ganador? ¿Será que uno se siente un poco ganador cuando está al lado de alguien que lo es? ¿Será que incomoda estar al lado de un ganador cuando uno no lo es? ¿Será que huimos del perdedor por temor al contagio?

En cualquiera de estas situaciones, sentimos todo eso y al mismo tiempo nada.

¿De qué depende el sentimiento que despiertan en nosotros los resultados del otro? Principalmente de nosotros mismos, de nuestras expectativas y también de las que han puesto en nosotros los demás.

Hay infinidad de libros de autoayuda que empiezan con una historia triste pero que a base de trabajo y esfuerzo se convierte en un relato de éxito. Nos dan muchos consejos para salir del lugar no deseado, pero no es tan habitual, o por lo menos yo no he dado con ellas, que en un libro o en una conversación alguien te dé las pautas para que, una vez que has conseguido el éxito, tu vida no se vea alterada en extremo, hasta el punto de que te plantees que quizás hubiera sido mejor no alcanzarlo, o no en tan alto grado.

22

El síndrome del tanto por ciento

¿Qué sucede después de alcanzar un éxito? Hay satisfacción, alegría, felicitaciones, celebraciones... pero también hay otras cosas.

Del pastel del éxito, casi todo el mundo se adjudica una parte mayor de la que le corresponde. Ya lo dice el refrán: «El éxito tiene muchos padres y el fracaso es huérfano».

El síndrome del tanto por ciento surge inmediatamente después de alcanzar un éxito, aunque al principio los componentes de un equipo triunfador no acostumbran a manifestarlo de forma visible. Sin decir nada, de forma casi inconsciente, empiezan a echar cuentas de qué parte del éxito le corresponde a cada uno.

En el ámbito empresarial es habitual que, cuando un proyecto ha alcanzado el objetivo propuesto, el que ha tenido la idea crea que le corresponde una porción mayor del éxito que a sus compañeros, pues sin idea no hay proyecto.

Pero si escuchamos al que ha desarrollado la idea, nos dirá que esta no es nada sin alguien que sea capaz de desarrollarla, y que por eso le corresponde un porcentaje mayor del éxito. Si escuchamos al que realiza la campaña de marketing, nos dirá que una buena idea, bien desarrollada, no va a ninguna parte si nadie le da visibilidad y la hace apetecible. Y si escuchamos al que tiene que venderla, nos dirá que una idea, por muy bien desarrollada que esté y por muy buena que sea la campaña, no vale nada si alguien no le encuentra un comprador.

¿Quién tiene razón? Todos y ninguno.

Todos, porque cada uno ha aportado lo necesario para conseguir el objetivo.

Ninguno, porque la contribución de cada uno no sirve de nada sin la de los otros.

En cualquier equipo de trabajo de cualquier profesión sucede exactamente lo mismo.

Por ejemplo, en un equipo de fútbol, cuando se gana un partido o el título en juego, es habitual que los que han marcado los goles crean y, por lo general, los espectadores también, que sin esos goles no se habría conseguido la victoria.

Pero para que el delantero tenga ocasión de marcar un gol debe haber un compañero que le haga un buen pase.

Para que un jugador pueda hacer un pase de gol debe haber otro con visión de la jugada que le haga llegar el balón.

Al mismo tiempo, otros se encargan de que cuando el balón esté en posesión del equipo contrario no llegue a la propia portería.

Y debe haber un portero que, en el caso de que esto suceda, neutralice el peligro.

En este sentido, es muy ilustrativa la frase: «Solo se llega antes, juntos se llega más lejos».

Debido al síndrome del tanto por ciento, los componentes de un equipo exitoso se ponen a competir entre ellos. La competición se ha trasladado del exterior al interior y, una vez instalada ahí, se convierte en una lucha interna. Los enemigos ya no son los de fuera: competimos entre nosotros, contra los nuestros.

Es aquí donde el reconocimiento juega un papel decisivo como medida profiláctica. Si tras la consecución del objetivo hay alguno de los protagonistas que no se siente suficientemente reconocido, difícilmente podremos repetir el resultado ya que, casi siempre de forma inconsciente, querrá que quede patente que sin su aportación no hubiera sido posible alcanzar esa meta.

Repetir el éxito es algo a lo que todo el mundo aspira pero resulta muy difícil de conseguir y en la eterna búsqueda de este, hay una frase muy utilizada por el que no lo ha conseguido: «Esta derrota me sirve para aprender a ganar. Para hacerlo hay que perder muchas veces. Perdiendo se aprende a ganar».

A ganar se aprende ganando y a perder, perdiendo.

Como a surfear se aprende surfeando y a cantar, cantando. ¿Qué cara se nos quedaría si alguien nos dijera que quiere surfear y como no ha podido practicar, pero sí ha estado cantando, espera que eso le sirva para aprender a surfear?

Quizás por eso, aunque siempre hay excepciones, cuando alguien suele ganar en aquello en lo que participa y sufre una derrota muy de vez en cuando, se dice que no sabe perder o que tiene mal perder. Y es verdad, porque el que está acostumbrado a ganar no sabe aceptar la derrota.

Por el contrario, del que está habituado a perder, si gana en alguna ocasión y lo celebra de manera desproporcionada, decimos que no sabe ganar, y es verdad porque está manifestando que la victoria es algo extraordinario y, como siempre que nos movemos en lo excepcional, no nos manejamos muy bien.

23

El efecto anestésico del éxito

Es habitual no ser consciente del efecto anestésico que tiene un éxito y de la dificultad que entraña tomar decisiones en esos momentos. De hecho, el que ha de tomarlas se siente más solo que nunca.

Si se propone realizar cambios que considera oportunos para que su equipo siga siendo exitoso, es posible que se lo impida la emotividad debida al agradecimiento inconsciente que siente hacia los integrantes de su equipo, ya que sin su entrega, su esfuerzo y su trabajo él no sería el representante de un equipo exitoso.

Probablemente esta dificultad para realizar cambios tras unos buenos resultados aparezca después de evocar el refrán: «Cuando las cosas funcionan, no hay que cambiarlas», que con las estadísticas en la mano tiene la misma credibilidad que el que dice: «Entrenador nuevo, victoria segura», lo cual es cierto en menos casos de lo que se cree.

Es más adecuado pensar que si se ha conseguido el objetivo deseado ha sido porque hemos realizado los cambios pertinentes para ello. Y si se pretender seguir consiguiendo resultados habrá que seguir haciendo cambios.

A todos no ha sucedido alguna vez que después de un éxito, como responsables de un equipo hemos dejado las cosas como estaban y los resultados no han sido buenos. Inmediatamente sabemos qué cambios tendríamos que haber introducido. Y es más que posible que ciertas personas nos insinúen que había que haber hecho cambios evidentes.

¡Qué fácil es hacer la quiniela el lunes!

Pero si, por el contrario, realizamos los cambios que creemos necesarios y no se consiguen los resultados anteriores, los mismos que en el caso anterior tenían tan claro qué cambios deberían haberse hecho para seguir consiguiendo los objetivos propuestos, no dudarán en recordarnos el refrán antes citado: «Cuando las cosas funcionan, no hay que cambiarlas».

Hay que estar atentos porque del éxito se puede salir rápido, y del fracaso puede que no se salga. Uno no puede descuidarse ni con el éxito ni con el fracaso.

24

El liderazgo y las emociones

El día que se empezó a utilizar la palabra «líder» como arma de descripción masiva me quedé perpleja. El motivo es que todavía no sé si se trata de una palabra comodín, es decir, que siempre queda bien se ponga donde y cuando sea; si se trata de un cajón de sastre en el que, si no encuentras lo que buscas, algo habrá que se le parezca; o si se trata de un molde de silicona en el que cabe todo si lo pones apretadito.

Mientras escribo esto, no voy a sucumbir a la tentación de ir a buscar en el *Diccionario de la Real Academia de la Lengua Española* el significado de la palabra, ya que primero quiero expresar lo que la experiencia me ha enseñado y luego ya se verá lo que el diccionario nos depara.

Como decía, mi perplejidad se debe a que cuando escucho la palabra «líder» siempre va acompañada de un ejército de adjetivos como: «seres ejemplares, encomiables y cuasi santificables».

En mis treinta y cinco años como profesional de la psicología, he tenido la oportunidad de trabajar con muchos líderes: exitosos y muy copiados empresarios, deportistas número uno del mundo, entrenadores de referencia que no se cansaban de ganar, políticos que repetían su mandato, músicos que conseguían colgar el cartel de «no hay entradas» una y otra vez, actores cotizados en el mundo del espectáculo, etc. Es decir, líderes cada uno en su especialidad. Personas que lideran su parcela profesional y tienen un gran número de seguidores.

Un líder es aquel que tiene seguidores, porque ya me dirán qué clase de líder es el que no tiene seguidores.

Un empresario es aquel que tiene una empresa, porque ya me dirán qué empresario es el que no tiene empresa.

Un maestro es aquel que tiene alumnos, porque ya me dirán qué maestro es el que no tiene alumnos.

Solo cuando el alumno está preparado aparece el maestro, y lo mismo sucede con el líder: solo cuando el seguidor está preparado aparece el líder.

Según mi experiencia, un líder es aquel que un buen día decide que ya no va a hacer las cosas como las ha estado haciendo hasta ese momento; lleva tiempo no estando cómodo en ese sentido y, le guste o no a los demás, él tomará otro camino.

Nunca he percibido preocupación por si su decisión va a tener buena acogida, si va a perjudicar a alguien, si existe la posibilidad de quedar mal, si los demás van a estar de acuerdo...

El líder se sale del camino trazado por otros, se aleja del «siempre se ha hecho así», no sigue las roderas de sus predecesores e inicia un camino incierto, peligroso por lo que tiene de desconocido, que piensa seguir les guste o no a los demás. Con una tozudez casi patológica y una soledad sobrecogedora.

Cuando inicia el camino en solitario, hay un puñado de personas que llevan tiempo pensando lo mismo que él, pero que no se atrevían a tomar la decisión. Es entonces, al ver que alguien está en sintonía con sus planteamientos, cuando no dudan en seguirlo, y ahí surge el ejército completo: el líder y sus seguidores.

Quizás sea casualidad, pero los líderes con los que he trabajado y trabajo, los que mi profesión ha puesto en mi camino, los que me han tocado por azar, no tienen nada que ver con las definiciones que escucho en seminarios, cursos y conferencias para ser líder.

Los que yo conozco van a su aire, son descreídos, no les importan mucho los demás, incluso los utilizan para sus fines sin ningún remordimiento, simplemente por convicción.

Cuando escucho que se pueden cursar estudios para ser líder, me quedo pasmada.

Hay un ejercicio de observación muy sencillo, que podemos realizar cada uno por su lado y después ponerlo en común. Consiste en ir a un parque infantil, a un parvulario a la hora del recreo o al primer día de una escuela de iniciación deportiva y observar cómo se desenvuelven los niños.

En la puesta en común, casi todos estaremos de acuerdo al señalar quién ha tenido comportamiento de líder y quién de seguidor. Y también coincidiremos en que había un mayor número de seguidores que de líderes.

De ahí mi permanente perplejidad con la necesidad de generar tantos líderes.

¿Quién va a seguir al líder si todos somos líderes? ¿Te imaginas cantidades ingentes de líderes sin seguidores? ¿Crees que el verdadero líder va a dejarse moldear?

Lo que sí podemos asegurar sin temor a equivocarnos es que la mayoría de las personas van a ocupar en más ocasiones el lugar de seguidor que el de líder.

¿No te parece que sería más práctico que en vez de hacer tantos cursos de liderazgo se hicieran más cursos para seguidores? Como si en esta vida ser un buen seguidor no fuera importante. Así sabríamos cómo elegir a nuestro líder, y distinguiríamos al auténtico del de libreto.

Es posible que alguien no esté de acuerdo con lo que he contado sobre mi experiencia con los líderes, pero en lo que sí coincidiremos es en que estos no son individuos convencionales, sino transgresores por naturaleza, y sus seguidores también son transgresores por imitación.

El líder no es obediente, por eso consigue lo que se propone. El desobediente llega a donde él quiere y el obediente, a donde quieren los demás.

25

Las emociones en el futuro

El otro día me preguntaban cómo creo yo que serán las personas y las emociones en el futuro.

Una persona con futuro es alguien que no tiene coartada la creatividad. La creatividad permite ver y construir desde la realidad, porque todo lo que está fuera de la realidad tiene las patas cortas.

Para mí, el futuro no tiene que ver con el tiempo, no es lo que vendrá mañana, aunque haga lo mismo que hoy. El futuro es transformar una cosa en otra, desde el respeto. Porque el respeto permite la creatividad, que nos lleva a la innovación, y la innovación es lo que convierte el presente en futuro.

Las emociones van a estar ahí, tan presentes como en el pasado y en el presente. La emoción es básica para que la creatividad emerja ya que no es posible innovar sin emocionarse.

Innovar es combinar lo conocido con lo desconocido. Es llegar a lo desconocido a partir de lo conocido. Pero innovar no es inventar, es implementar cambios significativos en un producto, un proceso, un sistema o una organización, con un propósito de mejora.

Innovar es aprender a convivir con lo nuevo, que nos asusta y excita al mismo tiempo. Detrás de cada idea nueva hay una emoción, una pasión, el deseo y la necesidad de comunicarse con el otro.

Desde siempre, las emociones y nuestra capacidad de adaptación nos han permitido convivir con lo nuevo. Y es indudable que en el futuro nuestras emociones van a estar ligadas a la tecnología. Según sea nuestra mirada, la tecnología será un impedimento para relacionarnos o algo que facilita nuestra relación con el otro.

Una escena que se suele comentar en tono de desaprobación es la de una familia o unos amigos sentados alrededor de la mesa que en lugar de hablar entre ellos están pendientes de la pantalla de su móvil.

Otra escena que también se comenta a menudo, esta vez en tono de satisfacción, es la de que a pesar de la distancia geográfica, hemos podido ver y hablar con un ser querido o un amigo.

Con esto podemos evidenciar dos cosas: en primer lugar, que la responsabilidad de cómo y en qué momento utilizamos la tecnología no hay que atribuírsela a la tecnología sino al usuario, y, en segundo lugar, que según cuándo y cómo la usemos, la tecnología nos aleja de los que tenemos cerca y nos acerca a los que están lejos.

Una de las ventajas que tienen algunas profesiones es que te permiten relacionarte y conocer a otras personas. Así ha sido en mi caso.

Una colaboración profesional con el equipo del departamento Open Innovation del BBVA, con su responsable Marisol Menéndez al frente, me permitió conocer el mundo de las *startups* y a personas que trabajan en ellas.

El departamento Open Innovation del BBVA organiza anualmente desde hace diez años el BBVA Open Talent, la competición *fintech* más grande del mundo, en la que hasta el momento han participado seis mil *startups* de ochenta países. En cada convocatoria se premia a las mejores en tres categorías: *Fintech for Future*, *Fintech for Business* y *Fintech for People.*

Otra colaboración, esta vez con Synapbox, una aplicación que mide las emociones en tiempo real, me permitió conocer a Cristina de la Peña, CEO y fundadora de la citada aplicación. Cristina es una arquitecta de veintiocho años, que a los veinticinco, después de completar sus estudios en París, con una maestría en Tecnología y Arquitectura «Digital Knowledge» sobre los nuevos materiales y la utilización de la robótica en la arquitectura, se inició en el mundo del emprendedor con su *startup.*

Synapbox en estos momentos tiene tres años de vida, y desde hace año y medio opera a nivel comercial y emplea a veinte personas, la mayor parte de ellos técnicos.

Marisol y Cristina comparten características comunes: juventud, energía pura, ilusión, fuerza, inteligencia y visión de futuro. Esto es lo que transmiten cuando hablas con ellas.

Marisol es ingeniera industrial, *Executive MBA* por IESE, actualmente está haciendo el doctorado en Innovación Abierta en la Universidad de Hasselt (Bélgica) y desde hace diez años vive inmersa en el mundo de los emprendedores tecnológicos.

Mientras esperamos en Barajas a que aterrice el avión que trae a Cristina desde Nueva York, Marisol me explica:

—Mi trabajo consiste en contactar con equipos e iniciativas de internet, aplicaciones móviles y nuevas tecnologías. Mi día a día me permite trabajar con emprendedores de todo el mundo, identificar, entender sus proyectos y, a continuación, conectarlos con las personas adecuadas para que surjan nuevas oportunidades de esta colaboración.

»Cada año conozco a cientos de emprendedores. Podría parecer que por mi trabajo estoy siempre en contacto con la tecnología, y es así, pero me atrevería a decir que por encima de todo estoy en contacto con las personas y sus emociones. Todas estas aplicaciones e iniciativas están hechas por personas, las empresas tecnológicas las conforman personas y sus clientes son personas. Y donde hay personas hay emociones.

Una vez en tierra, Cristina se suma a nuestra conversación. Aunque pueda parecer lo contrario, comenta, a medida que la tecnología avanza, es cada vez más importante conocer y entender la vertiente emocional de las personas.

—Estamos inmersos en un tsunami que no podemos detener, la tecnología evoluciona a toda velocidad. Esta evolución va a cambiar nuestras vidas y la forma en la que nos emocionamos. Por poner un ejemplo, si los coches no van a necesitar conductor y para desplazarnos de un lugar a otro un vehículo vendrá a la puerta de tu casa y te llevará a donde le digas, la emoción del adolescente cuando aprende y empieza a conducir la va a tener que poner en otra experiencia, que en estos momentos no sabemos cuál va a ser. Nos tenemos que ir preparando para una transformación de experiencias.

Marisol y yo escuchamos pensativas.

—En este sentido —prosigue Cristina con entusiasmo—, Synapbox hace lo que un buen observador en una conversación. A través de un algoritmo de reconocimiento facial y la cámara de cualquier teléfono móvil, es capaz de entender las emociones que genera una experiencia digital en un consumidor. Esta tecnología nos permite cuantificar lo que hasta hace poco era incalculable, me refiero a lo que experimentamos y cómo nos comunicamos con las plataformas digitales en el día a día. Para nosotros, es la humanización de la tecnología para conseguir mejores conexiones y, en un futuro, lograr impactar en otras áreas, como puede ser nuestra manera de contratar o incluso de aprender. Imagina un lugar recóndito de África o de Sudamérica en el que un niño está estudiando cualquier materia; en el caso de que pudiéramos saber en tiempo real si está aprendiendo o no, podríamos mejorar su proceso educativo.

—Es interesante ver cómo evoluciona el mundo y que, a pesar de todo, las emociones estén siempre presentes —dice Marisol—. He escuchado cientos de presentaciones de nuevos proyectos o *pitches*, como se los conoce en el mundillo.

Los *pitches* son presentaciones en las que en muy poco tiempo, generalmente entre cinco y diez minutos, una persona tiene que contar a qué se dedica, cuál es el problema qué está resolviendo, por qué es mejor que sus competidores y, en el caso de que no hubiera competidores, por qué es necesario su producto, en el que hasta ahora nadie había pensado. También tiene que explicar quiénes forman el equipo, por qué este es el adecuado para trabajar en ello y, finalmente, qué es lo que piden a cambio de lo que ofrecen.

—Antes de empezar —cuenta Marisol—, puedes ver a los que van a presentar su *startup* haciendo su rutina de preparación: ensayo, relajación, puesta a punto, como si fueran a saltar a la cancha. Son momentos de intensidad emocional máxima para los emprendedores. Y con tantas empresas en busca de posibles inversores, ¿cómo creéis que deciden estos en cuál invertir, de forma racional o emocional? Es muy probable que haya más de un emprendedor y posible socio que ofrezca la misma tecnología. ¿Por qué escogemos a uno y no a otro? ¿Por qué conectamos más con uno en concreto? Mi experiencia es que las emociones juegan un papel fundamental.

Para conseguir financiación, Cristina tuvo que pasar por el proceso descrito por Marisol, así que le preguntamos cómo cree ella que fue elegida, desde la razón o desde la emoción.

—En mi caso, la posible inversora era de China. Éramos dos perfectas desconocidas que no teníamos nada en común. Me desplacé hasta Hong Kong y estuve allí un mes. A lo largo de su carrera profesional, ella había ocupado puestos ejecutivos en algunas de las empresas más grandes del mundo.

Cristina nos contó que durante su estancia en China mantuvieron reuniones semanales.

—En el primer encuentro hablamos de temas generales, no comentamos nada relacionado con el negocio. En el segundo, me llevó a conocer la ciudad, al lugar donde había crecido, a su escuela, y mientras ella me contaba su vida yo le iba contando la mía. En el tercer encuentro, mientras hablábamos acerca de las decisiones que habíamos tenido que tomar en la vida, fuimos viendo que, a pesar de la diferencia de cultura, de edad y la distancia geográfica que separaba nuestras vidas, teníamos muchas cosas en común. Solo en el cuarto encuentro me preguntó acerca de mi *startup* y me comunicó que, como creía en mí, creía en mi empresa.

Cristina tenía muy claro que la decisión no había sido racional, sino emocional y basada en la confianza que habían construido a lo largo de aquellos encuentros.

—Algunas de las grandes innovaciones del futuro no vendrán de las nuevas tecnologías, sino de nuevas formas de colaboración —interviene Marisol—. Se lo he leído a Thomas Malone, un consultor de gestión y profesor de Administración en MIT Sloan School of Management, y en mi opinión tiene una visión muy acertada de lo que está por venir: «La colaboración es el resultado de la conexión entre personas que están dispuestas a trabajar juntas para conseguir un resultado mejor».

Después de viajar al futuro con Marisol y Cristina, y antes de finalizar este viaje de escritura para mí y de lectura para ti, volveré al presente con una historia en la que podremos comprobar que con la intervención de las personas y sus emociones se puede cambiar el curso de los acontecimientos, incluso en las situaciones más adversas...

Todo comenzó cuando un buen día, mientras veía por televisión un partido de fútbol entre el Mallorca y el Osasuna, sucedió algo que me llamó poderosamente la atención: un jugador del Osasuna marcó un gol.

Ya sé que esto no tiene nada de extraño. Lo que llamó mi atención y despertó mi curiosidad fue que el jugador en cuestión, cuya camiseta lucía el nombre de «Valdo», tras marcar el gol arrancó en veloz carrera en dirección a la cámara de televisión, se levantó la camiseta roja de su equipo y mostró a quien quisiera verlo, y a quien no también, una camiseta blanca en la que había escrito a mano: «Gracias, hermana Marina».

Quizás por deformación profesional, los interrogantes empezaron a agolparse en mi cabeza. ¿Quién sería la hermana Marina? ¿Era hermana de aquel jugador de color canela? ¿Sería una monja? ¿Qué había hecho para que el jugador se lo agradeciera en público?

Lo que estaba claro era que no se trataba de una celebración de gol al uso, por lo que tampoco debía de serlo aquello que la motivó.

Me propuse averiguar qué historia había detrás. Buscando y rebuscando, encontré en la sección de deportes de un diario leonés una pequeña nota en la que destacaba que Valdo, leonés de Villablino, había marcado dos goles al Mallorca en el partido contra el Osasuna; además, se producía la curiosidad de que, hasta la fecha, el equipo mallorquín no había perdido nunca en Son Moix contra el Osasuna. En la citada notita se mencionaba de pasada a una monja de Cáritas que en su momento ayudó a Valdo.

¡Ya tenía el hilo del que empezar a tirar! Descolgué el teléfono y desde la primera llamada a Cáritas Barcelona hasta dar con la hermana Marina en el colegio del Sagrado Corazón de la calle Martínez Campos de Madrid, pasando por la diócesis número siete de Cáritas Diocesana de Madrid, por la casa de Caridad de Aravaca, etc., hice cuarenta y dos llamadas, hasta que una voz que me dijo que sí, que la hermana Marina vivía allí, pero que en aquel momento no podía ponerse porque estaba comiendo y que lo intentara una hora más tarde.

Llamé al cabo de una hora y se puso una señora de voz alegre y cristalina: era la hermana Marina. A la pregunta de si podía recibirme en Madrid para hablar de fútbol, respondió perpleja que claro, que a ella le gustaba mucho el fútbol, pero dejó claro al oír mi acento que ella era del Real Madrid.

Me presenté a las cinco en punto en el colegio del Sagrado Corazón, cerca del paseo de la Castellana.

La hermana Marina era una mujer de unos sesenta y cinco años que transmitía mucha energía. Tras las presentaciones, le pregunté por Valdo Lopes.

—¿Le conoce usted? —quiso saber.

Le dije que no, pero que tenía entendido que ella sí le conocía...

—Uf, ha pasado mucho tiempo desde que organicé los partidos de fútbol en Aravaca...

Y a petición mía, empezó a contar lo siguiente:

—Le solicité a mi superiora que me destinara a las zonas suburbiales porque creía que era más necesaria y me sentía más útil que en los colegios pudientes. Ella atendió mi petición y me mandó a una casa de Cáritas en la que había niños a los que sus padres habían dejado allí porque no podían ocuparse de ellos. Habría unos ochenta, de entre ocho y catorce años. La vida los había castigado casi antes de nacer. Eran de familias..., bueno en realidad era como si no tuvieran familia. Eran niños tristes, sí, tristes y callados. La verdad es que para lo que tenían que contar, no es extraño que no hablaran mucho.

Se hizo un silencio.

—Valdo era uno de ellos. Su familia era de Cabo Verde, y el padre trabajaba de minero en León. El muchacho era delgado, callado y muy serio.

»A la mayoría no iban a verlos casi nunca y no había manera de que estos chicos tuvieran interés por los estudios. A mí esto me preocupaba porque, la verdad, no acababa de ver qué harían con sus vidas...

»Un buen día apareció en el patio una pelota, que aún hoy sigo sin saber de dónde salió, y los chicos fueron corriendo tras ella. Por un momento parecían felices, no paraban de correr y de gritar, y celebraban con abrazos los goles que metían en una portería improvisada. No encontraban el momento de ir a cenar. ¡Se habían olvidado de la tristeza y del hambre que siempre les acompañaba!

»Fue un gran día. ¡Ya tenía la llave! Si querían jugar, tendrían que estudiar. Y así todos los días: si cumplían en clase con sus tareas, después organizábamos un partido de fútbol.

Imitando la algarabía de los chiquillos, la hermana Marina exclamó:

—«¡Hermana, juegue con nosotros que nos falta uno!», me decían. «¡Hermana, póngase de árbitro que los otros hacen trampas!» Y terminé haciendo de entrenadora, de jugadora y de árbitro.

»Era evidente que yo sola no podía con aquello, así que le pedí a un joven de la parroquia, aficionado al fútbol y muy piadoso, que me ayudara: "Santiago, vas a hacer de entrenador de mis chicos". "¿Y dónde vamos a entrenar?", fue su sensata pregunta.

»Necesitábamos un campo para entrenar. Nos pusimos manos a la obra y empezamos a construirlo. La casa de Cáritas tenía un espacio de tierra que lindaba con la finca vecina, de varias hectáreas de extensión, propiedad de unos terratenientes de Madrid y, que Dios me perdone, supusimos que no echarían en falta unos pocos metros, que eran los que necesitaban los niños para poder tener un campo de fútbol con dos porterías. Y ya puestos a hacer, nos permitimos arrancar unas parras que allí crecían, para nadie, y que a nosotros nos estorbaban en un córner.

»Hubo unanimidad en cuanto al nombre que le pondríamos a nuestro campo: se llamaría "El Parral", en homenaje a las parras sacrificadas.

»¡Ya teníamos campo! ¡Y un nombre para el mismo! Tenía bastantes agujeros y un desnivel considerable, pero a nosotros nos parecía precioso.

»Mientras nosotros andábamos ocupados con la cuestión de los terrenos, el carpintero de mi comunidad religiosa nos hizo, con sobrantes de otros encargos, los palos para las porterías.

»Como teníamos un grupo bastante numeroso, el entrenador propuso hacer equipos por edades y los apuntamos a una liga escolar que se jugaba en Madrid. ¡Conseguimos incluso varios patrocinadores! Mi hermano mayor nos cedió una furgoneta de su empresa. Y otros dos hermanos míos costearon las equipaciones y las botas de los críos. Y así empezamos a competir.

La mirada de la hermana Marina se iluminaba al recordar los hechos.

—De noche yo hacía las pancartas que luego colgaba en los colegios donde íbamos a jugar: «¡Aúpa, chicos, sois los mejores!»; «Aravaca, El Parral, lo mejor del mundo mundial». Estas son algunas de las que ahora recuerdo... —dijo con mirada nostálgica—. Tenía que hacer varios viajes porque cada vez teníamos más equipos que jugaban los sábados. Me tenía que multiplicar, porque entre acompañarlos al campo, colocar las pancartas y animarlos, se me iba la mañana. Y es que, si no los animaba yo, nadie lo hacía. Los niños de los otros equipos tenían a sus padres, pero ellos no...

Aquellos chiquillos solo tenían a la animosa hermana Marina, y me imaginé perfectamente la escena cuando me contó que los que se quedaban en la casa de Aravaca porque no eran del equipo esperaban ansiosos su vuelta para saber el resultado, que anunciaban haciendo sonar el claxon cuando regresaban victoriosos.

—Cuando dejábamos la carretera de La Coruña para tomar el desvío que llevaba a la casa, los críos me decían: «Hermana, toque el claxon ya, que sepan que hemos ganado», y recorríamos todo el camino de tierra inmersos en una nube de polvo tocando el claxon, felices por la victoria.

»Al oírnos, los chicos de la casa se asomaban a las ventanas saludando con pañuelos blancos y, como si de una contraseña se tratara, bajaban a recibirnos alborozados. ¡Los nuestros habían ganado! Aquello era una fiesta...

La hermana Marina se puso seria.

—La de regañinas y malas caras que me llevaba aquellos sábados por parte de las hermanas de la cocina y del comedor. En el colegio los sábados se comía a la una y media, y creo que no llegamos ni un solo día a la hora. Entre ir, colocar las pancartas, animarlos, recoger las pancartas, volver, las celebraciones si habíamos ganado y las consolaciones si habíamos perdido, siempre se nos hacía tarde.

Y entre orgullosa y nostálgica, añadió:

—Ganamos un montón de trofeos... Y Valdo Lopes jugaba muy bien. Todos lo querían en su equipo. ¡Le gustaba tanto el fútbol! Veía un balón y le cambiaba la cara.

La hermana Marina me contó que algunos sábados por la noche, si había algún partido de liga o cuando el mundial, estando los chicos ya acostados, ella subía a su habitación y le susurraba al oído: «Valdo, dan fútbol por la tele», y este saltaba como un resorte. Se ponía una bata y bajaba a la salita de la tele a ver el partido mientras los demás dormían.

—Me hubiera gustado saber qué pasaba por su cabeza en aquellos momentos. Miraba la pantalla con tanta atención que a veces creía que no respiraba —dijo la hermana.

Y un buen día, Santiago, el entrenador, dijo: «A Valdo tiene que verlo alguien», y lo llevó al Real Madrid para que hiciera una prueba. Ya no volvió, se lo quedaron. Después de cada partido llamaba a la hermana Marina. Unas veces le decía: «Hermana, he marcado un gol, se lo dedico». Otras: «Hoy no he jugado bien». Y en alguna ocasión, con tono preocupado: «Hoy no me han puesto».

—De vez en cuando, si le daban permiso, venía a verme. Un día me dijo: «He pedido irme a otro equipo, en el

Real Madrid no voy a jugar», y se fue a un equipo de Pamplona, al Osasuna...

La hermana Marina hizo una pausa en su narración. Luego me miró y dijo:

—El otro día mi hermano me contó que le habían hecho una entrevista en un periódico deportivo. Allí le preguntaban quién le había enseñado a regatear y él contestó: «¡Ah, el regate es de El Parral! ¡Cómo no iba a saber regatear, si aprendí a jugar en un campo que tenía pendiente y estaba lleno de hoyos, y en cuanto cogías la pelota venían siete a quitártela...».

Los recuerdos de la hermana Marina afloraban sin cesar.

—¿Quieres ver lo que tengo de él? Subo un momento a mi habitación...

Salió ágil y rápida y volvió cargada de fotografías enmarcadas de Valdo, de pequeño, de adolescente y ya adulto; con la camiseta del Real Madrid, con la del Osasuna.

—¡Fíjate en esta! ¡Mira, mira aquí!

En su tono de voz, mientras comentaba las fotografías, había ternura y satisfacción a partes iguales.

Y finalmente desplegó una camiseta del Osasuna en la que se podía leer, escrito en rotulador negro grueso: «Gracias, hermana Marina, por los años que me diste. No lo olvidaré nunca». Firmado: «Tu Valdo».

Yo tenía los ojos húmedos por la emoción. Ella me miró y me dijo:

—Qué buen chico y qué agradecido, ¿verdad? Al fin y al cabo, solo le di cariño.

Todas las historias que aparecen en este libro son reales, pero hemos cambiado los nombres de las personas excepto en esta última historia, en que su protagonista, Valdo Lopes, al preguntarle yo si podía compartirla con los lectores, generosamente dijo que sí y que este sería su particular homenaje a la hermana Marina. Como en otros testimonios que hemos visto a lo largo de estas páginas, lo que hizo la hermana Marina prueba que los revolucionarios emocionales son personas que tienen en cuenta las emociones propias y las ajenas y están dispuestas a demostrar con hechos que otra realidad es posible.

Bibliografía

Anzieu, Didier, *The Group and the Unconscious*, Routledge & Kegan Paul, 1984.

Balint, Michael, *La capacitación psicológica del médico*, Gedisa, 1984.

El médico, el paciente y la enfermedad, Libros básicos, 1986.

Bauman, Zygmunt, *Los retos de la educación en la modernidad*, Gedisa, 2007.

— *Vida líquida*, Paidós, 2010.

— *El arte de la vida*, Paidós, 2017.

Bowlby, John, *Cuidado maternal y amor*, Fondo de Cultura Económica, 1972.

— *La separación*, Paidós, 1980.

— *La pérdida*, Paidós, 1985.

— *Vínculos afectivos, Formación, desarrollo y pérdida*, Morata, 1986.

— *El apego*, Paidós, 1998.

Moreau Ricaud, Michelle, *Michael Balint. Le renouveau de l'École de Budapest*, Erès, 2007.

Hirigoyen, Marie-France, *El acoso moral, El maltrato psicológico en la vida cotidiana*, Paidós, 1998.

— *Las nuevas soledades, El reto de las relaciones en el mundo de hoy*, Paidós, 2007.

Salzberger-Wittenberg, Isca; Williams, Gianna y Osborne, Elsie, *The emotional experience of learning and teaching*, Karnac Books, 1983.

Winnicot, Donald W., *El hogar, nuestro punto de partida: Ensayos de un psicoanalista*, Paidós, 1986.

— *La naturaleza humana*, Paidós, 1986.